しっかりわかる

帯状疱疹《たいじょうほうしん》

最適な治療と痛み対策

宇野皮膚科医院 院長
漆畑 修［著］

池田書店

はじめに

「帯状疱疹《たいじょうほうしん》」という病気をご存知ですか？

実は、この病気にかかる人が増えているのです。


この本を手に取ってくださったあなたも、まさに今、帯状疱疹にかかってしまって、困っているのかもしれません。

家族や親しい人が帯状疱疹にかかり、痛みを訴え、次々増える水ぶくれでつらそうにしている様子を見て、治療法や日常生活の情報を知りたいと思っている読者もいることでしょう。

あるいは、盛んに流れている帯状疱疹ワクチンのテレビコマーシャルを見て、予防できるなら自分もワクチンを打っておきたい、と考えている人もいると思います。

帯状疱疹の原因は、子どもの頃にかかった「水ぼうそう」のウイルスです。このウイルスは、水ぼうそうが治った後もあなたの神経の内部に潜伏していて、忘れた頃に再び活動し始め、神経を傷つけて痛みを生じさせ、皮膚に水ぶくれをつくるのです。

若い人なら、適切な治療をすれば完治する病気ですが、高齢になるとつらい痛みが残ってしまうケースが多いことが問題です。

そのため、50歳以上の人には帯状疱疹予防ワクチンの接種が推奨されています。

この本は、帯状疱疹にかかって治療中の患者さんとそのご家族はもちろん、痛みの後遺症に悩んでいる人、持病があって帯状疱疹の悪化が心配な人、そして予防ワクチンのことを知りたい人たちが聞きたい疑問や不安について、専門医がわかりやすく答えるスタイルで解説していきます。

〝備えあれば憂いなし！〟　いつか、必ず役立つはずです。

帯状疱疹って病気の名前ですか？

そもそも、漢字が難しくて、病名が読めません。
「たいじょうほうしん」って、
最近、テレビなどでよく耳にしますが、
帯状疱疹ってどんな病気ですか？

「疱疹《ほうしん》」も「ヘルペス」も、皮膚にできる小さな水ぶくれ。
それが神経に沿って「帯のように」広がっていくので、
「帯状疱疹」または「帯状ヘルペス」と呼ばれています。

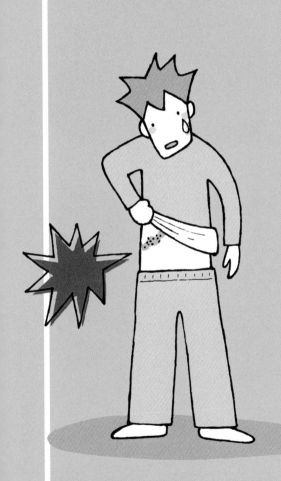

何科にかかったらいいかわかりません。

帯状疱疹かも？なのでお医者さんに診てもらいたいけど、どこに行ったらいいかわかりません（泣）

背中が痛いから……整形外科？　それとも内科？

水ぶくれができてるから、皮膚科に行くべき？

帯状疱疹の診療は、皮膚科が受け持っていますが、
たくさんの人がかかる一般的な病気なので、
内科クリニックなどでも
診てもらえます。
ただし、
重症の場合は
皮膚科専門医に診て
もらいましょう。

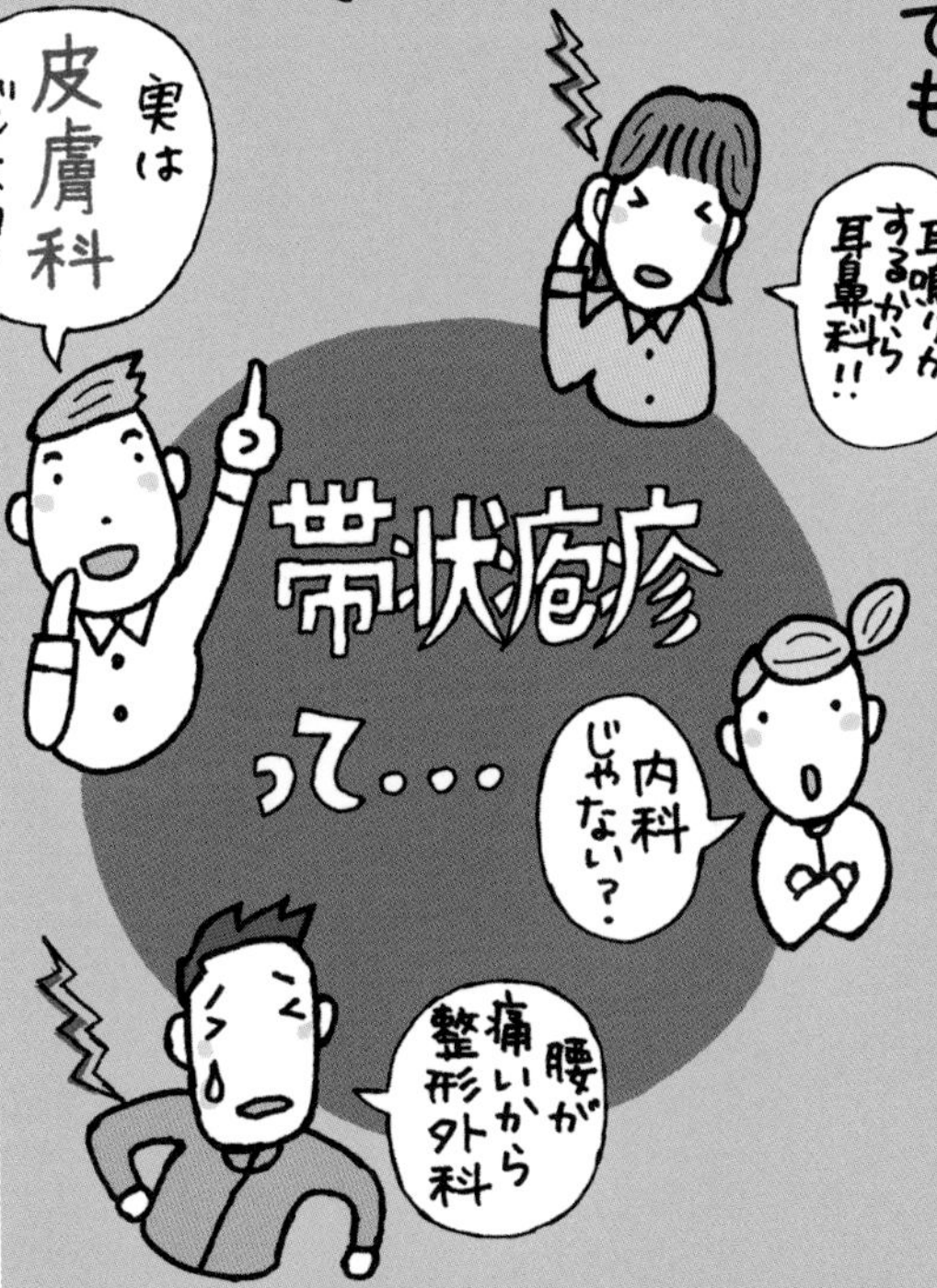
帯状疱疹って…
耳鳴りがするから耳鼻科!!
内科じゃない?
腰が痛いから整形外科
実は皮膚科だよ!!

処方された薬は、ためらわずに一刻も早く飲むべき？

飲み薬やぬり薬、
いろいろもらったけれど、
すぐに飲むべきかどうか迷ってます。
持ち帰って、ゆっくり考えてからでいいですか？

帯状疱疹は、抗ウイルス薬と痛みを和らげる痛み止め、
皮膚の水ぶくれの悪化を防ぐ軟膏《なんこう》などで治療します。
原因であるウイルスが増えるのを抑える抗ウイルス薬は、
1分でも早く最初の1錠を
飲むことが回復へ
の近道です！

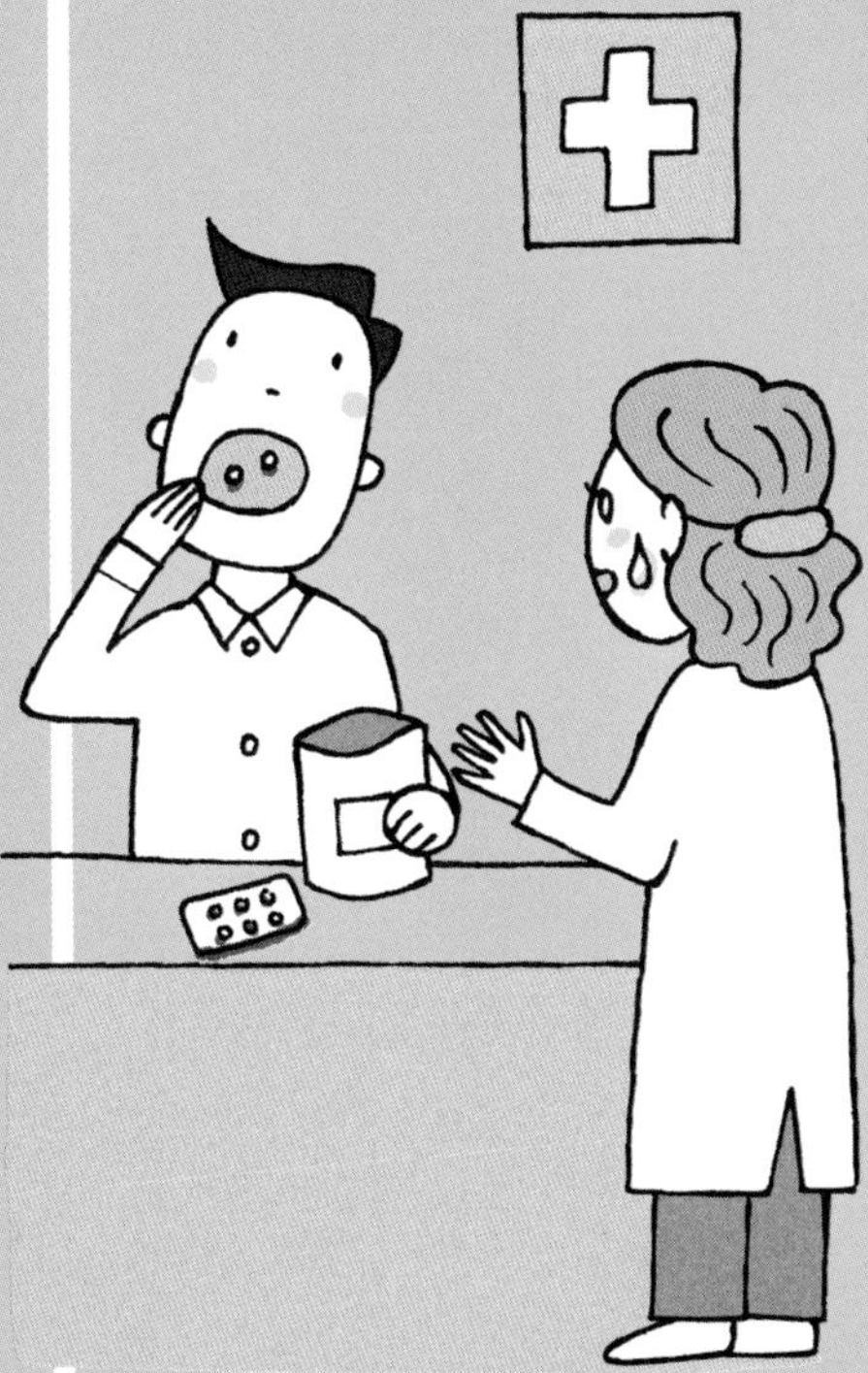

痛みが残ってしまう
ケースもあるの？

ちゃんと薬も飲み切ったのに、いつまでも
ピリピリした痛みが消えなくてつらい……。
ググったら、「帯状疱疹後神経痛《たいじょうほうしんごしんけいつう》（ＰＨＮ）」という
のがあるみたいで、落ち込んでます。

50歳以上の人の場合、皮膚の症状が治ってからも
なかなか痛みだけがとれない後遺症が残りやすいです。
ヘルペスウイルス感染症に詳しい皮膚科専門医や
ペインクリニックで根気よく
治療しましょう。

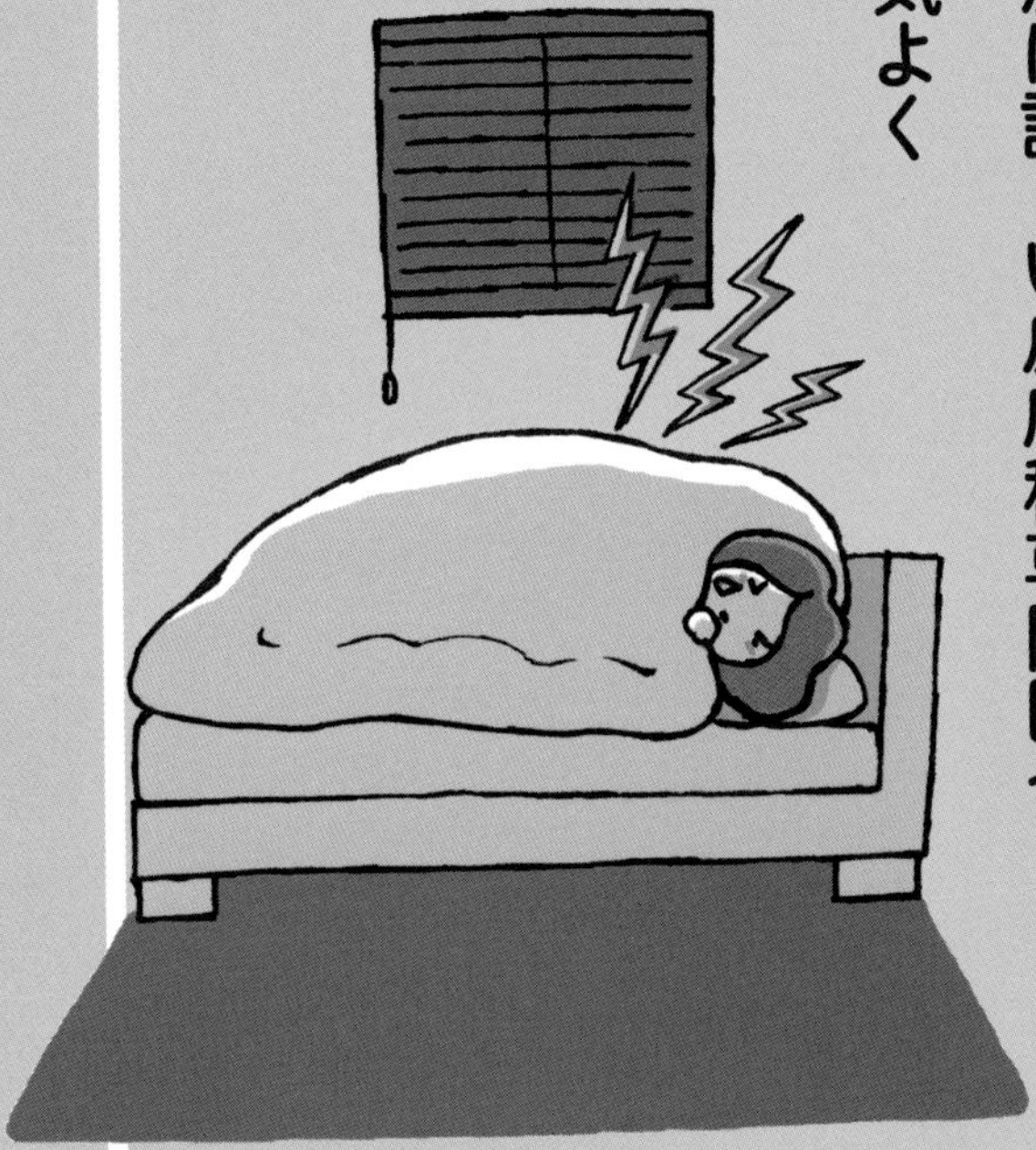

帯状疱疹はワクチンで予防できる!?

身内がかかったけど、けっこうつらそうだった。
担当した医師は、「誰でもかかる可能性があります」
って言ってたけど、できたら私はかかりたくない。
何かいい方法はないかしら?

帯状疱疹には、予防ワクチンがあります。
50歳を過ぎたら、このワクチンを接種することができます。
あなた自身とあなたの大切な人たちが、高齢化時代を
元気に生き抜くために、予防ワクチンを
接種しませんか。

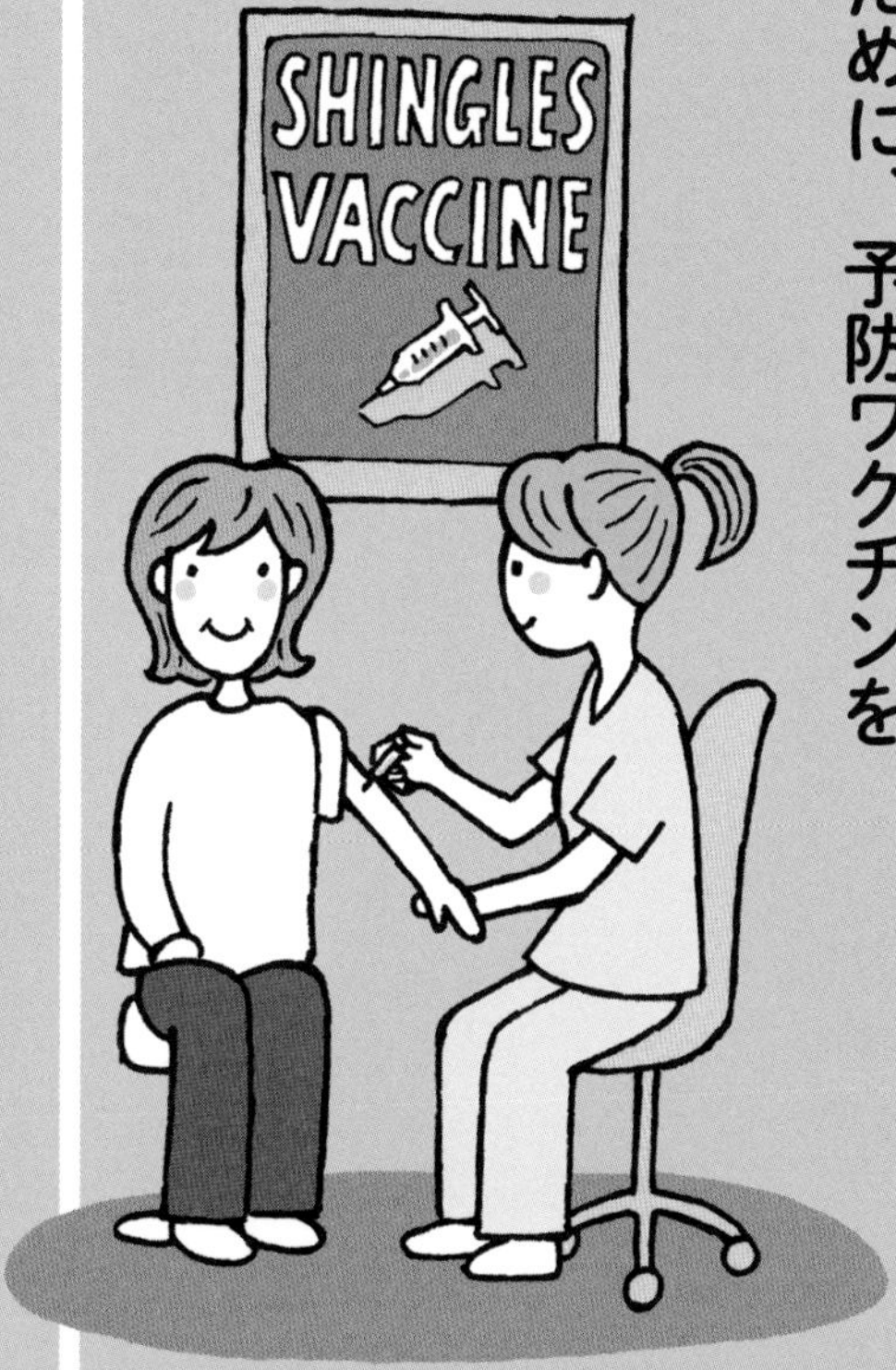

プロローグ

第1章 いきなり、かかる　25

目次

第2章

だれでも、かかる 47

あなたも帯状疱疹になる可能性があります

Q 抗ウイルス薬「アメナメビル」は必ず食後に飲まなくちゃいけないの？ 72
A 「アメナメビル」は、食後すぐに飲んだほうが、効果的であることがわかっています

Q 1日1回の抗ウイルス薬を飲み忘れました。2日分、飲むべきでしょうか？ 74
A すぐに前日分を服用し、クリニックに電話して指示をもらいましょう

Q ぬり薬も処方されましたが、なんの薬ですか？ 76
A 消炎鎮痛効果のある軟膏、あるいは二次感染を予防する抗生剤などが処方されます

Q 薬を飲み始めたのに、水疱が増え続けています。効いていないのでは？ 78
A 抗ウイルス薬の効果を実感できるのは、飲みはじめて2～3日後から。自己判断で服用を中止してはいけません

Q 症状が出ているときに、仕事や学校に行ってもいいですか？ 80
A 基本的には外出や人との接触の制限はありませんが、できれば発症後1週間は安静に過ごしましょう

Q 治療中にお酒を飲んでもいいですか？ 82
A 特に食事の制限などはありませんが、お酒は少量までにしておきましょう

Q アゴに水疱ができているときに、ヒゲを剃っても大丈夫ですか？ 84
A 皮膚が完全に回復するまで、ヒゲ剃りや脱毛は控えます

第1章

いきなり、かかる

帯状疱疹の発症は、突然です

実際に
かかった人の
ホンネの話
症例1

それは、わき腹の筋肉痛から始まった

Aさん（50歳）会社員

皮膚科クリニック　受診のきっかけ↓筋肉痛からの湿布かぶれ

医師　今日はどうしましたか？

Aさん　湿布にかぶれちゃったみたいです。

1週間前くらいから、右のわき腹あたりがピリピリと痛くて、寝違えたか、そうでなければ筋肉痛かなと思って、うちにあった湿布を貼ったんです。

2日くらい貼りっぱなしにしてたんですが、痛いのがちっとも治まらなくて。で、湿布を貼り替えようと思ってはがしてみたら、赤いブツブツができててびっくりしちゃって……。

湿布にかぶれたんだと思うんですけどね。

医師　ちょっと見せてくださいね。

（Aさんの背中から腹部の皮膚を全体的に診察して）

ああ、これは湿布かぶれではなくて、帯状疱疹ですね。

Aさん　たいじょうほうしん、ですか？

医師　そうです。水ぼうそうのウイルスが原因で起きるものです。カラダの免疫力が下がったときにウイルスの活動が活発になって、神経を傷つけながら皮膚に赤い水ぶくれをつくるんです。カラダのどちらか片側だけに症状が出るのが特徴です。

Aさん　いやぁ、そうだったんだ。てっきり湿布かぶれだと思って、軟膏《なんこう》つけてすませるところでした。妻に言われて、念のために皮膚科に来たんですよ。

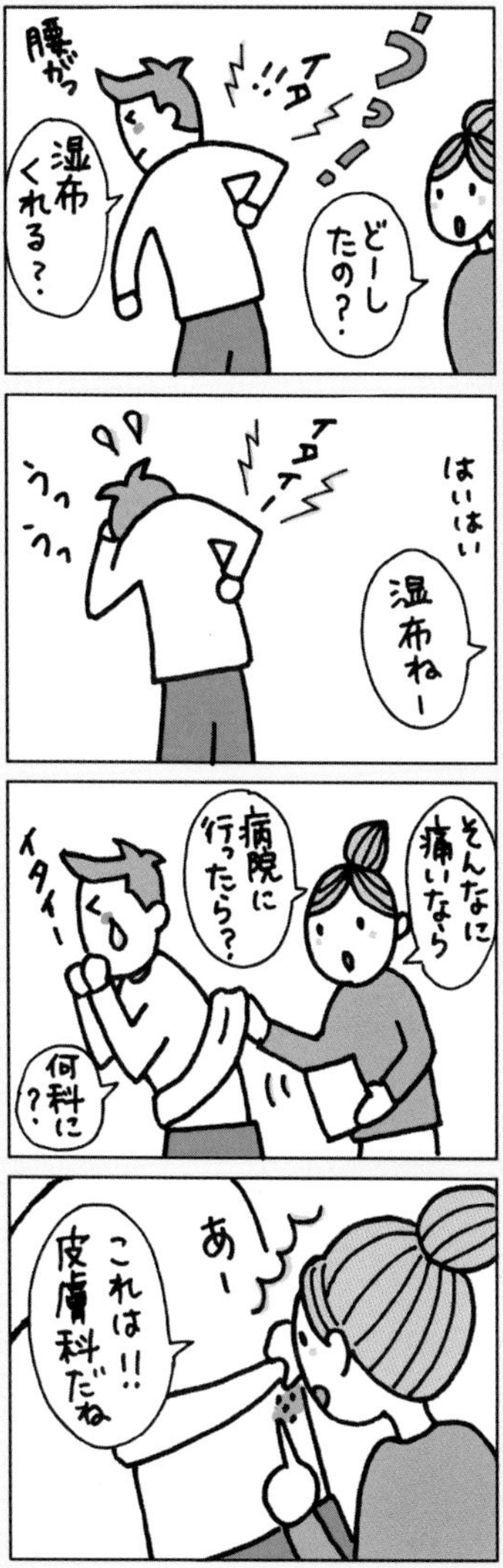
うっ!
イタ!!
どーしたの?
腰がっ
湿布くれる?
はいはい
湿布ねー
イタイー
うっうっ
そんなに痛いなら
病院に行ったら?
イタイー
何科に?
あー
これは!!皮膚科だね

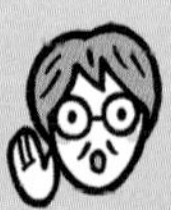

帯状疱疹に気づかないことがあるのは、どうして？

帯状疱疹だと診断されるまで、時間がかかった人がいると聞きました。こんなに痛くて、派手にブツブツが皮膚に出る病気なのに、どうしてわからないのでしょうか？

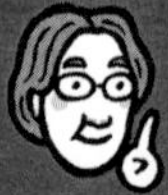

痛みの強さや皮膚症状には個人差があるうえ、心当たりがないのに突然かかる病気だからです。

帯状疱疹は、カラダの左右どちらかの神経に沿って、痛みをともなう小さな水疱《すいほう》（水ぶくれ）ができる病気です。この病気を経験した人は、ほとんどが「とにかく痛かった」と振り返るように、主な自覚症状は痛みです。典型的なケースでは、その痛みは皮膚の水疱が現れる前から起こります。皮膚の下で、増殖した水ぼうそうのウイルスが神経を破壊し始めているためで、この痛みを「前駆痛《ぜんくつう》」と呼んでいます。

皮膚症状の前触れであるこの前駆痛ですが、多くは水疱ができる数日～1週間前から感じる人が多いことがわかっています。しかし、症状の出方は非常に個人差が大きく、2週間以上前から痛みを感じるケースもあれば、前駆痛をまったく感じないまま、いきなりバーンと水疱が出現して驚愕するケースもあるのです。

〝片側の痛みに続いて数日後に出る水疱〟という、典型的なプロセスをたどればわかりやすいのですが、痛みがなかったり、反対に痛みがあるのに皮膚の症状が軽かったりした場合は、P26のAさんのように「寝違えたから、湿布貼っておこう」という自己診断につながりがちです。

一般的に、前駆痛は水疱が出てからの痛みよりも軽いため、なかなかそれだけで医療機関を受診しようと思わないのでしょう。また、水疱も初期の段階ではさほど広がっていないので、出た位置によっては自分で見えず、家族や医師に指摘されるまで気づかないことさえあるのです。

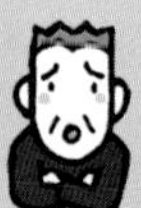

そもそも、帯状疱疹の原因ってなんですか？

帯状疱疹って、どうやってかかるんですか？

かぜやインフルエンザ、新型コロナみたいに、ほかの人からうつるんでしょうか？

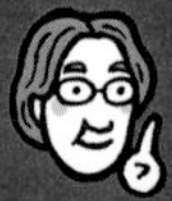

長年眠っていたウイルスが目を覚まして活動することが原因です。

帯状疱疹はウイルス感染症ですが、インフルエンザなどのように、誰かから直接、ウイルスをもらって発病するわけではありません。

私たちのほとんどが、子どもの頃に帯状疱疹の原因となる水ぼうそうにかかりました。

再活性化した水ぼうそうのウイルスに破壊された神経に沿って、痛みと水疱が出ます

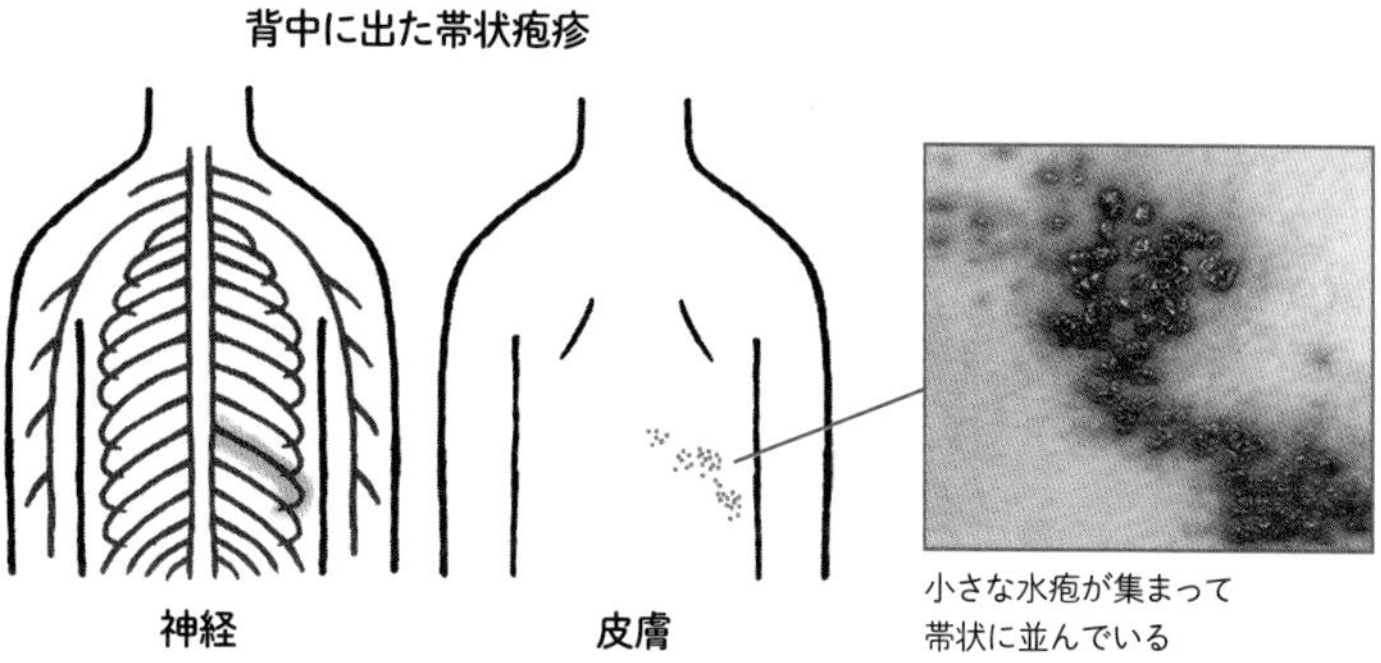

小さな水疱が集まって
帯状に並んでいる

幼稚園や保育園で流行し、うつった人が多いのではないでしょうか。

水ぼうそうのウイルスに初めて感染した場合は、水ぼうそうとして発病し、熱が出て全身に小さな水疱がたくさんできます。しかし、幼児期に感染した水ぼうそうは、多くの場合、重症になることはなく、1週間ほどで完治します。なかには、皮膚に水ぼうそうの痕《あと》が残っている、という人もいるでしょう。

ところが、体内に入り込んだウイルスは、知覚神経を伝わって三叉《さんさ》神経節や脊髄《せきずい》の神経節の細胞に感染し、水ぼうそうが治っても数年～数十年間、じっと休眠しています。それが、何かのきっかけで目を覚まして勢いを取り戻し、知覚神経を破壊することによって起きるのが帯状疱疹です。

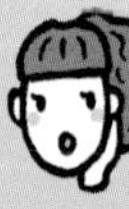

帯状疱疹の痛みは、どんな痛さですか？

かかった人に聞くと、「なんともいえない、耐えがたい痛さ」「電気が走るような、ビリビリした痛み」らしいですが、切り傷や打撲のような痛みとは違うのですか。

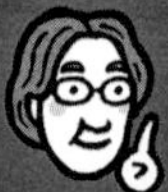

神経が傷ついたことによる痛みなので、ふつうのケガの痛さとは異なります。

帯状疱疹のウイルスは皮膚と神経組織とに親和性があるため、それらに感染しやすく、神経にダメージを与えるので、ビリビリしたような神経の痛みが生じます。

外来を受診する患者さんも、それぞれ自分の痛みの感じ方を表現するのですが、外傷の痛みとは違って言葉では伝えにくく、また第三者からは見えないため、本人にしかわからない痛みです。

また、帯状疱疹の大きな特徴として、皮膚の知覚異常をともなうことがあげられます。具体的には、次のようなものです。

- 知覚過敏　知覚がふだんより鋭くなる
- 知覚鈍麻《どんま》　知覚が鈍くなる
- 麻酔状態　まったく感じない
- アロディニア　軽く触れただけなのに、痛みとして感じる

皮膚科専門医は、帯状疱疹の疑いのある患者さんを診察するときには、必ず皮膚に触れてこの知覚異常の有無を調べます。

なかでも、最後のアロディニアは、毛筆のような柔らかいもので軽く触れただけで、激しい痛みを感じることもあり、その症状がある場合は、急性期の症状が治った後も、帯状疱疹後神経痛（ＰＨＮ、第４章参照）が残ることが多く、慎重な治療が必要です。

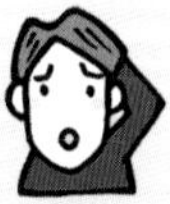

帯状疱疹が発症するきっかけはあるのですか？

人事異動で職場が変わり、慣れない業務とウマの合わない上司とのやり取りに疲れていたところに、帯状疱疹になって最悪です。なんでかかったんでしょう。

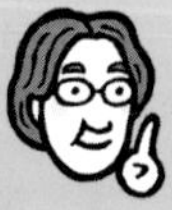

加齢や過労、ストレスなどで免疫が下がったときに発症します。思わぬ病気が原因になっていることもあります。

体内の神経節に潜伏しているウイルスは、カラダに備わった免疫システムによって監視されています。また、水ぼうそうにかかった子どもなどと接触する機会があれば、ほんの少量のウイルスを受け取って、追加免疫を獲得して守りを固めることができます。

しかし、だれでも年齢を重ねるにしたがって免疫力が低下するうえ、追加の免疫を得る機会も少ないので、体内に潜んでいたウイルスの監視が甘くなって発症するのです。過労や睡眠不足を避けるとともに、がんや自己免疫性の病気、糖尿病など、全身の免疫が低下する病気が帯状疱疹のきっかけになっているケースもあるので要注意です。

また、精神的なストレスも免疫の低下をもたらすため、発症の引き金になります。

ヘルペスウイルス感染症は、西暦１００年前後にはすでに記録に残されており、はるか昔からあった病気であることがわかっています。「お岩さん」で知られる江戸時代末期の歌舞伎狂言『東海道四谷怪談』は、だまされて毒薬を飲んだお岩の容貌が醜く変化し、夫の伊右衛門に取りつくというストーリーですが、このお岩は帯状疱疹を患っていたのではないかという説があります。

浮世絵師・葛飾北斎が描いた幽霊の絵に登場するお岩の顔は、片方の目から額にかけてびっしりと細かい疱疹におおわれています。産後の肥立ちが悪かったお岩は、伊右衛門の不倫によるストレスも加わって免疫が低下し、頭の三叉神経領域に帯状疱疹の症状が出て、重症化してしまったのではないかと考えられるのです。

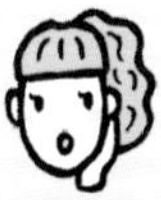

カラダの片側にしか症状が出ないのは、どうしてですか？

帯状疱疹の痛みが出たり、水疱ができたりするのは、左右どちらか片側だけなんですよね。どうして、両側や全身に広がらないんですか？

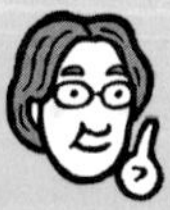

ウイルスに破壊されるのは1本の神経だけ。その神経に沿って症状が出るのです。

私たちのカラダの神経は、左の図のように、脊椎を中心として右半身と左半身とに分かれています。水ぼうそうのウイルスは末梢神経に入り込み、その中継所である全身の神経節に潜んでいます。免疫が低下して監視がゆるむと、目を覚まして再び活動を始めるので

全身の神経の分布図

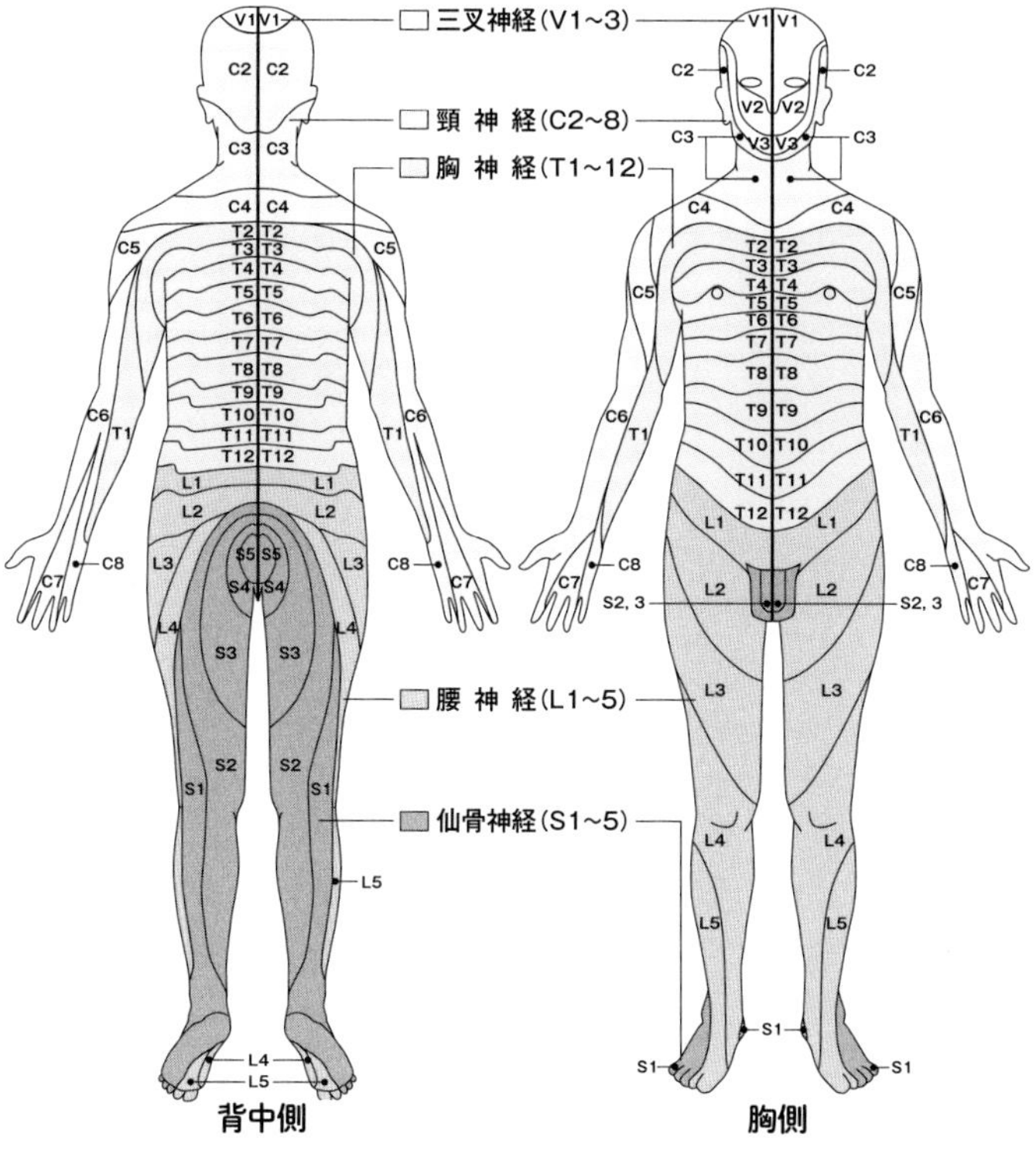

すが、再び活動を始めるのは、たった1本の神経だけ。ウイルスが再活性化された瞬間に全身に指令が飛び、ほかの神経がやられないよう、シャットダウンされるからです。

　左右両側や、全身に症状が出ることはごくまれであり、特殊なケースです（P39参照）。

離れた場所にも、いくつか水疱ができていて心配です。

帯状疱疹は、1か所だけに症状が出ると聞いていましたが、別の場所にも、いくつかパラパラと小さな水疱ができているのですが？

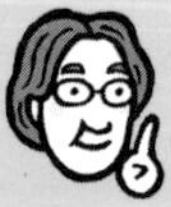

全身性の帯状疱疹は注意が必要ですが、別の病気の可能性もあるので、専門医の診断を受けましょう。

通常であれば、ウイルスにおかされた1本の知覚神経に沿って、その領域にだけ水疱が広がるのが帯状疱疹の特徴です。それでも、離れた場所に4～5個程度の小さな水疱がパラパラとできることがあり、よくみられることなので心配ありません。

ごくまれに、全身に症状が広がってしまうケースがあります。これは「汎発《はんぱつ》性帯状疱疹」といって、神経だけでなく、血流にのってウイルスが全身の組織に広がってしまった重症の例と考えられます。

汎発性帯状疱疹などの症例では、白血病や悪性リンパ腫を含むがんなどの病気、HIV感染、あるいは放射線治療や抗がん剤、免疫抑制剤、大量のステロイド治療などの影響があるケースが多いのです。

心当たりがないのに帯状疱疹が重症化してしまった場合は、ぜひ健康診断や人間ドックなどを受診しましょう。

しかし、帯状疱疹とまぎらわしい皮膚の病気もあるので、まずはきちんと皮膚科専門医の診察を受けることが大切です。

実際にかかった人のホンネの話
症例2

帯状疱疹に違いない！と思い込む人も？

Bさん（54歳）主婦

皮膚科クリニック　受診のきっかけ ↓ 肩周辺の赤みを帯びた湿疹

Bさん　今なんかチクチクするなぁ、と思って鏡で見てみたら、こんな水ぶくれみたいなブツブツがバーッと広がっていたので、絶対に帯状疱疹だ！って思ったんです。今、増えていますよね、帯状疱疹になる人。

医師　はい、確かにうちのクリニックでも、帯状疱疹のような症状で受診なさる患者さんが多いですけれど、すべての方が帯状疱疹だというわけではないんです。

Bさん　えっ、そうなんですか？

医師　はい、痛みや発疹が出る病気はいろいろありますし、反対に、帯状疱疹であっても、典型的な経過をたどらないケースもあるんです。痛みを感じないうちに皮膚の症状が出たとか、痛みだけでほとんど水疱は出なかったという患者さんもいます。

Bさん　そんな人もいるんですね。

医師　ですから、疑わしい場合は皮膚症状の診察や問診とあわせて、細胞診やウイルス抗原検査キットで確かめるんです。結論から言うと、Bさんの場合は帯状疱疹ではなくて、虫刺されだと思います。チャドクガなどの蛾の幼虫である毛虫に刺されると、このように痛がゆいブツブツが広がるんです。庭木の手入れなどをしませんでしたか？

Bさん　それはしなかったけれど……あっ、外に出て布団を干しました！

医師　おそらくそれでしょう。水疱の広がり方を見ても、帯状疱疹とは違うようです。

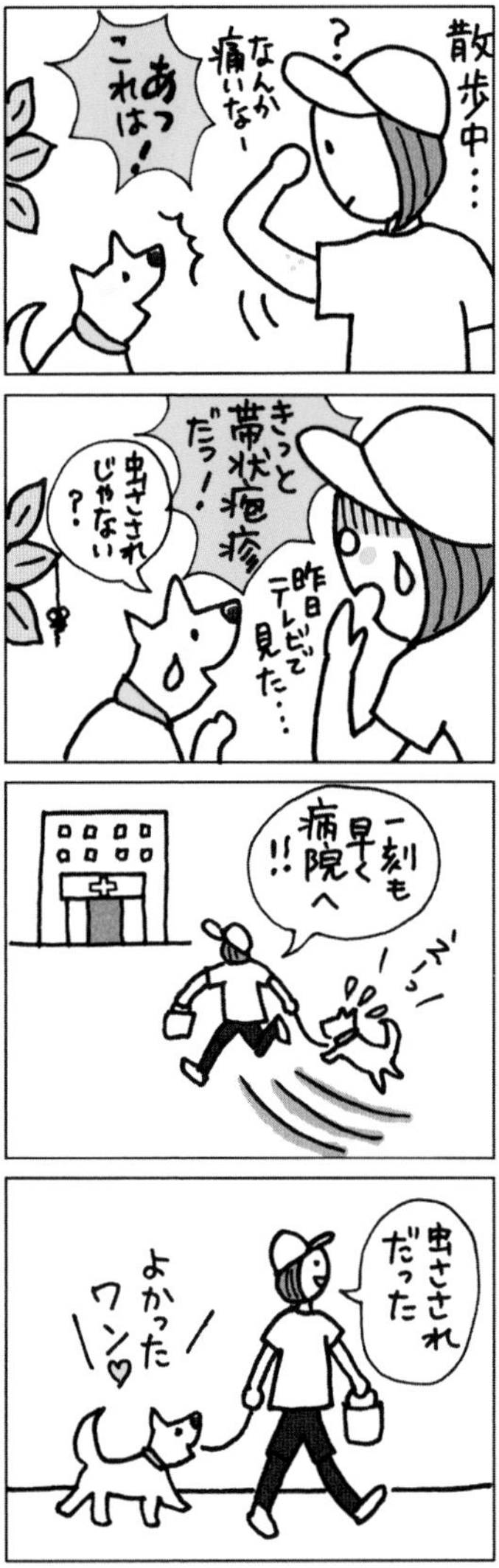
散歩中…
？
なんか痛いなー
あっこれは！
きっと帯状疱疹だっ！
昨日テレビで見た…
虫さされじゃない？
一刻も早く病院へ!!
虫さされだった
よかったワン♡

帯状疱疹と間違えやすい病気ってありますか?

腕に赤いブツブツがたくさんできて、ピリピリと痛がゆい感じです。
これって、最近テレビとかで話題になっている帯状疱疹じゃないかと思うんですが。

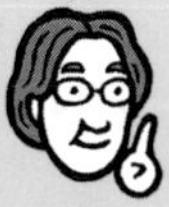

筋肉痛や神経痛、内臓の病気、あるいは虫刺されやかぶれなどとの鑑別診断が大切です。

帯状疱疹の症状は、必ずしも典型的なプロセスをたどるとは限りません。ウイルスの量やその人自身の免疫力の強さ、持病の有無などによって、個人差が大きいのです。
痛みについては、その場所によって筋肉痛や腱鞘炎、歯の痛み、中耳炎などと思い込んで、市販薬や湿布薬で対処してしまう例もあります。帯状疱疹の特徴が「片側だけの痛み」とわかっていても、初期にはそのことに気づかないものです。

皮膚の症状については、チャドクガなどの虫に刺された場合や、ウルシなどによる接触皮膚炎（かぶれ）との鑑別が重要です。

反対に、最近はBさんのように、虫に刺された皮膚症状を見て、帯状疱疹ではないかと疑って皮膚科を受診する人も。

帯状疱疹や、第5章で説明する単純ヘルペスなどのウイルス感染症の場合、よく見ると小さな水疱の真ん中が、おへそのように凹んでいるのが特徴です。医学的には「ウイルス臍窩《さいか》」と呼ばれるもので、ヘルペスウイルス感染による水疱は、すべて毛穴のあるところに出るためです。

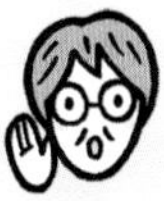

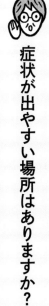

症状が出やすい場所はありますか？

帯状疱疹は左右どちらか片側に出ると聞きましたが、手のひらや足の先などに出ることがあるのでしょうか。最も多いのはどこですか？

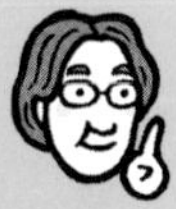

帯状疱疹は、上半身に出ることが多いので覚えておきましょう。

基本的に、知覚神経があるところなら、帯状疱疹はどこにでも出る可能性はありますが、統計的には左の図の通りです。すなわち、起こりやすい場所は腕から肩、胸、背中にかけてが最も多く、次に腹部から背中にかけてです。

頭部（頭皮）から顔面の三叉神経領域の帯状疱疹は、全体の17・6％ですが、重症になりやすく、入院して治療するケースもあります。

特に、目の周囲に症状が出るものは「眼部帯状疱疹」と呼ばれており、合併症を起こすことも多いため、注意が必要です（P104参照）。

帯状疱疹の症状が出やすい場所

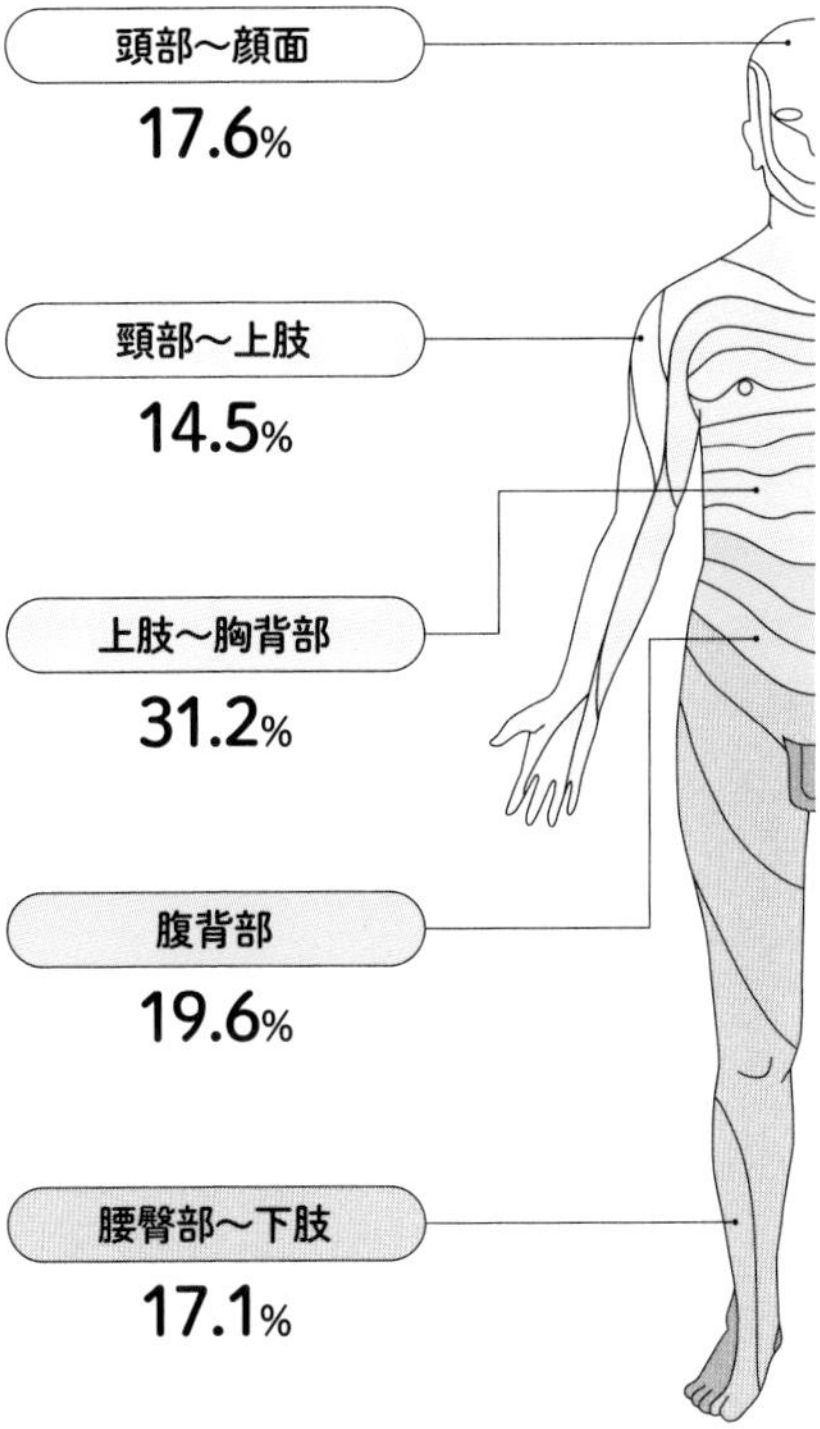

帯状疱疹＆単純ヘルペス
ミニ用語辞典

疱疹《ほうしん》（ヘルペス）とは？

皮膚に、小さな水疱や膿疱《のうほう》が集まるようにできる発疹のこと。

「ヘルペス」は、ギリシャ語で「這《は》う」という意味を表す「herpetos」に由来し、紀元前から皮膚を這うように広がる病気の総称として用いられていました。

第2章

だれでも、かかる

あなたも
帯状疱疹になる
可能性があります

実際にかかった人のホンネの話

症例3

私のカラダにも潜んでいる? 水ぼうそうウイルス

Cさん（45歳）パート

総合病院の皮膚科　受診のきっかけ↓痛みをともなう背中の湿疹

医師　痛みを感じた後に、この皮膚の水ぶくれが広がってきたというお話からも、帯状疱疹という診断で間違いないないですね。

Cさん　（驚いて）え、帯状疱疹って、最近よくテレビで話題になっているあれですか⁉

医師　そうです、その帯状疱疹ですよ。

Cさん　なんでそんな病気になっちゃったのかしら。もしかして、コロナみたいに誰かからうつったんでしょうか?

医師　いえ、帯状疱疹の原因は、子どもの頃にかかった水ぼうそうのウイルスなんですが、それが何年もたってから急に活動してこのような症状が出るんです。

帯状疱疹そのものは、ほかの人からうつった訳ではありません。

Cさん　ああ、水ぼうそうなら、確かに幼稚園のときにやりました。でも、そのときにちゃんと治ってますけど……。

医師　水ぼうそうのウイルスって、水ぼうそう自体が治ってからも、実はCさんの神経の中に潜んで眠っていたんです。それが加齢とか過労、病気やストレスなどがきっかけで目を覚まして、どこか1本の神経だけを伝わって皮膚の表面まで到達すると、こんなふうに痛みをともなう水ぶくれができるんです。

Cさん　あら、イヤだ。知らなかったわぁ。どこに隠れていたのかしら。

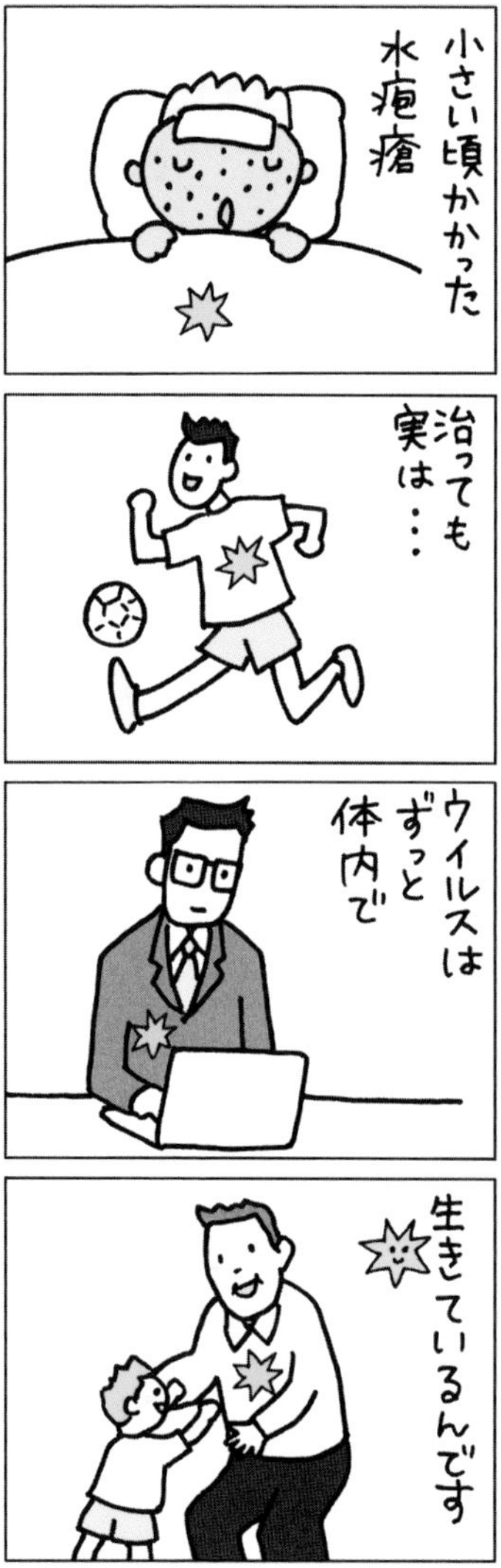
小さい頃かかった
水疱瘡
治っても
実は・・・
ウイルスは
ずっと
体内で
生きているんです

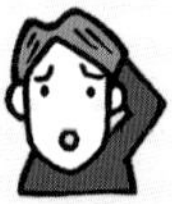

治るまでに、どんな経過をたどるのですか？

帯状疱疹だと診断されてしまい、寝耳に水で驚いています。出張や飲み会の予定も入ってるんですが、これってどのくらいで完治するんでしょうか。

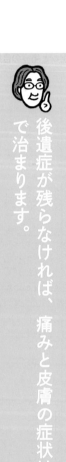

後遺症が残らなければ、痛みと皮膚の症状は3週間ほどで治まります。

なんの前触れもなく、だれにでも起こりうる神経の痛みと帯状に広がる水疱。帯状疱疹という病名はなんとなく聞いたことがあっても、「自分とは無関係だと思っていた」という人がほとんどなのではないでしょうか。

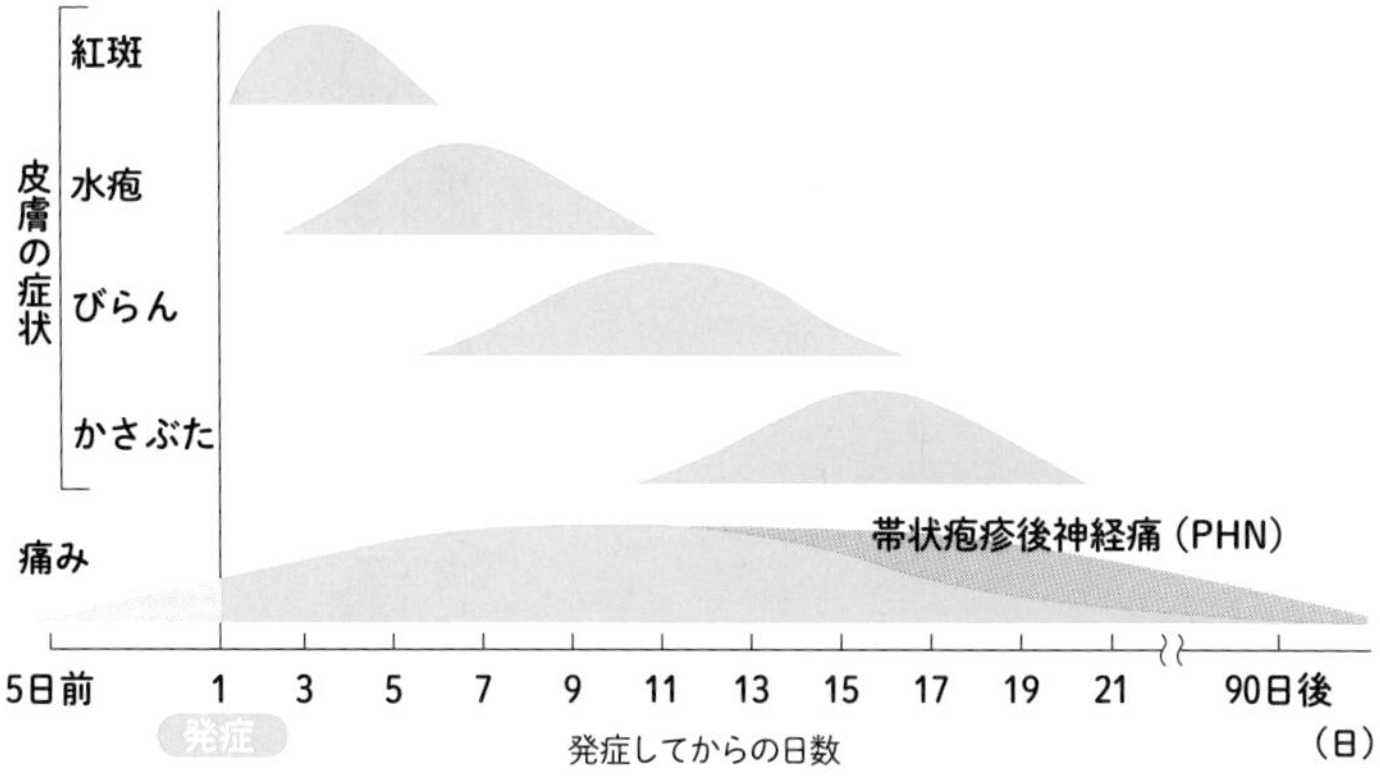

急性期にはまず痛みだけを自覚することが多く、その痛みが強まるとともに皮膚に赤いブツブツができ始め（紅斑）、水疱になって帯状に増えていきます。そして、水疱ができ始めてから1週間前後で、水疱が破れてただれたようになり（びらん）、痛みもピークに達します。それを過ぎると約2週間でかさぶたになって乾き、約3週間でそのかさぶたがとれて治っていきます。

漆畑修：帯状疱疹 最新皮膚科学大系第15巻（中山書店）より引用、一部改変

幼少期に水ぼうそうにかかった人であれば、誰でも帯状疱疹になる可能性がありますが、ふつうに生活していた人が突然に発病するので、この先どうなっていくのか、治るまでの経過が気になることでしょう。

まず、覚えておきたいのは「痛みと皮膚の症状の始まりと進行は、必ずしも一致しない」こと。上の図は、帯状疱疹の一般的な経過を示したものです。このように、後遺症が残らないケースでも、完治するまでには3週間前後かかるのです。

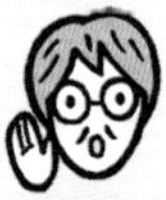

帯状疱疹はどうやって診断するのですか？

皮膚科の専門医が診てくれましたが、質問に答えて皮膚のブツブツを診察しただけで、「帯状疱疹」と診断されました。血液検査とかしなくてもわかるんですか？

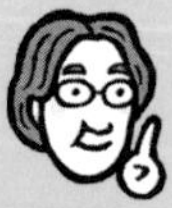

問診と視診に加えて、検査キットなどを用いて診断を確定することもあります。

帯状疱疹の可能性がある場合は、すみやかに医師の診察を受けることが重要です。というのも、症状に気づいたときには、すでにウイルスが知覚神経を傷つけながら増殖しているので、一刻も早く抗ウイルス薬を飲んで、その勢いを抑え込む必要があるからです。

- ❏いつから、どんな症状が出たか（痛み、皮膚の症状）
- ❏痛みがある場合→いつから始まったか
- ❏どんな痛みか
- ❏子どもの頃、水ぼうそうにかかったか
（または水痘ワクチンを接種したか）
- ❏食べもの、花粉、化粧品などのアレルギーはないか
アトピー性皮膚炎、喘息はないか
- ❏現在、病気にかかっていないか
（特に、糖尿病や自己免疫性の病気、がんなど）

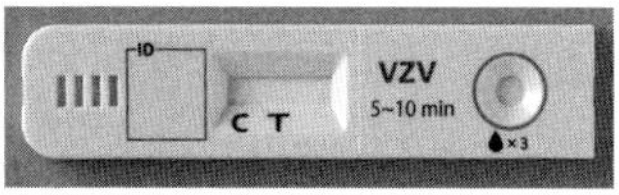

帯状疱疹の検査キット
（提供：マルホ株式会社）

そのためには、まず正確かつ迅速に診断されなければいけません。医師による聞き取り（問診）や問診票への記入で、上のような項目について尋ねられるので、痛みや皮膚の症状が始まった時期をよく思い出してメモしていくことをすすめます。

典型的な症状が出ている場合は、聞き取りと視診だけでも診断がつきますが、Ｐ42に挙げたような病気との鑑別診断のために、皮膚の水疱の中の液を採って簡単に調べられる検査キットを用いる場合もあります。以前は、顕微鏡を使って細胞を観察する検査などが必要でしたが、このキットが開発されて簡単に診断できるようになりました。

また、診断の確定のために、皮膚の知覚異常（Ｐ33）の有無を調べることもあります。

実際にかかった人のホンネの話

症例4

帯状疱疹を人にうつすことはありません

Dさん（70歳）無職

総合病院の皮膚科　受診のきっかけ↓帯状疱疹の再診

医師　治療のお薬を飲み始めてから1週間経ちますけど、痛みの程度はいかがですか？

Dさん　はい、初めの3日間ほどはかなり痛かったんですが、その後はだいぶラクになりました。でも、外に出られないのが、気分的につらいですよね。

医師　気分がいいときは、散歩したりしてもかまいませんよ。重症でなければ、無理のない範囲で仕事を続ける方もいますから。

Dさん　え？　症状が出ているのに、ウロウロしても大丈夫なんですか？　人にうつしちゃったらいけないと思って、ずっと自宅にこもってました。

医師　水ぼうそうは感染しますが、帯状疱疹は基本的には他人にうつすことのない病気ですから、大丈夫ですよ。新型コロナウイルス感染症などとは違いますから。

Dさん　なーんだ、そうだったんだ。

医師　ただし、帯状疱疹を発症している人が、これまで水ぼうそうにかかったことがない人と接した場合は、水ぼうそうとしてうつる可能性があるんです。具体的には、まだ水痘ワクチンも接種していない赤ちゃんなどですね。お孫さんはいらっしゃいますか？

Dさん　はい、生まれたばかりの孫がいます。一緒に住んではいませんけど。

医師　水ぶくれの中には、原因である水ぼうそうのウイルスが存在しているんです。かさぶたになって完全に乾燥するまでは、お孫さんとの接触は避けてくださいね。

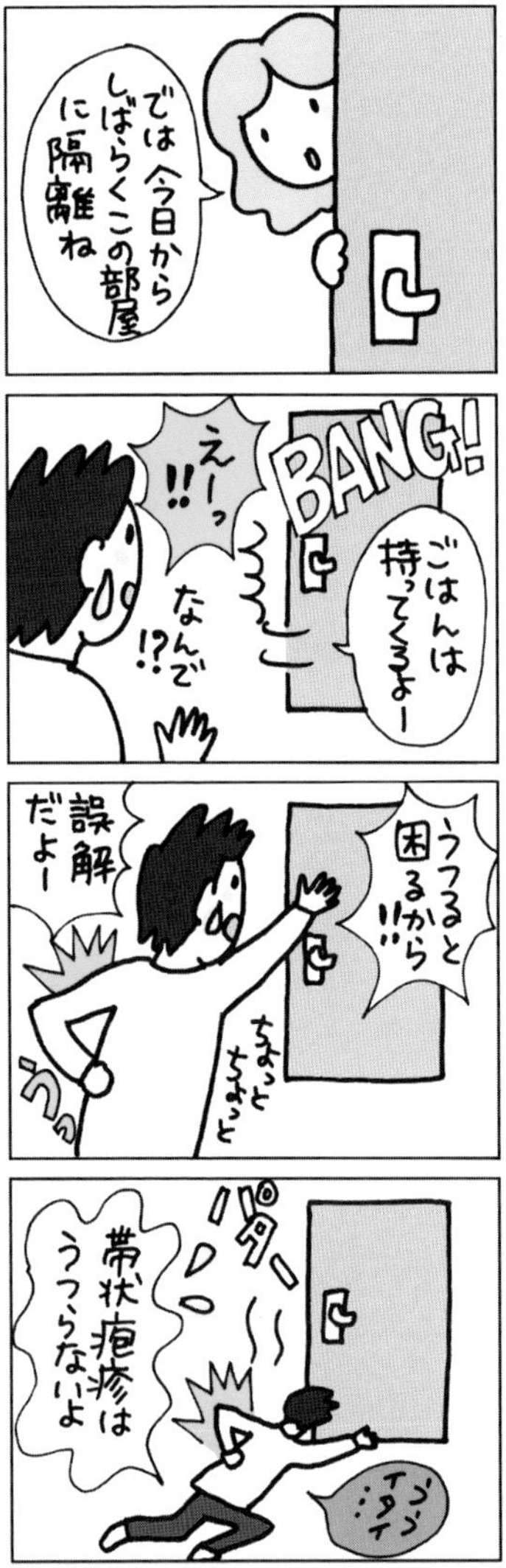

では今日からしばらくこの部屋に隔離ね
ごはんは持ってくるよー
BANG!
えーっ!!
なんで!?
うつると困るから!!
誤解だよー
ちょっとちょっと
うっ
帯状疱疹はうつらないよ

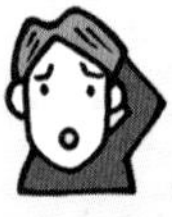

ウイルスが原因で発病するのに、なぜ他人にうつらないんですか？

帯状疱疹もウイルスによって起こる病気だから、新型コロナウイルス感染症みたいに接触した人を感染させてしまうような気がして心配です。

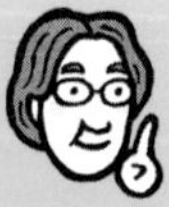

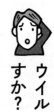

体内に潜伏していたウイルスが再び活動して発病するので、基本的に他人を感染させることはありません。

帯状疱疹は、自分自身の体内に長い間潜んでいた水ぼうそうのウイルスが、免疫システムの監視が弱まったチャンスにつけこみ、再び暴れ出すことによって発症します。水ぼうそうにかかったことのない人が、帯状疱疹になることはありません。

病気の原因はウイルスですが、発症したきっかけは免疫の低下ですから、接触した人に帯状疱疹という病気として感染することはないのです。

日本では、成人の90％以上は幼少時に水ぼうそうにかかっています。子どもの頃に水ぼうそうにかからなかった大人や、まだ水痘ワクチンの定期接種を受けていない月齢の赤ちゃんが帯状疱疹の人からウイルスをもらってしまうと、帯状疱疹ではなく水ぼうそうを発症する場合があります。

帯状疱疹を発症している人の皮膚にできた水疱の中には、水ぼうそうのウイルスが存在しているので、接触すると感染する危険があります。したがって、帯状疱疹の症状が出ている間は、予防接種を受けていない乳幼児や免疫力が低下するような病気にかかっている人との接触は避けるようにしましょう。

実際に、国立感染症研究所感染症疫学センターによれば、水ぼうそうにかかって入院した患者さんの感染経路を調べたところ、約3割の人は帯状疱疹にかかった人からの感染によるものだったことが報告されています。

持病がある人は、帯状疱疹にかかりやすいのですか？

帯状疱疹はだれでもかかる可能性があるけれど、持病がある人はかかりやすいうえに、重症化しやすいと聞いたのですが、本当ですか。

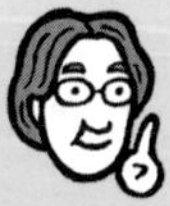

免疫が下がる病気や糖尿病などの生活習慣病は、帯状疱疹にかかるリスクを高めます。

一般的に〝持病《じびょう》〟と呼ばれるものを、医療の世界では「基《き》礎《そ》疾患《しっかん》」という言葉で定義しています。新型コロナウイルス感染症でも、重症化しやすいケースとして、がんや自己免疫関連の病気、生活習慣病などが挙げられていました。

帯状疱疹と関連があるとされる病気や要因

- 年齢
  50歳以上。高齢であるほど高リスク
- 脳腫瘍
- がん
  肺がん、乳がん、食道がん、胃がん、大腸がん、婦人科がん、悪性リンパ腫など
- 自己免疫性疾患
  全身性エリテマトーデス、関節リウマチ、シェーグレン症候群など
- 生活習慣病
  糖尿病、高血圧
- その他
  腎不全、うつ

帯状疱疹についても、上のように発症リスクを高める可能性のある基礎疾患がいくつかあることがわかっています。〝高齢〟であることも、大きな発症リスクであることを忘れてはいけません。

これらの病気があると、免疫が低下するために帯状疱疹を発症しやすくなるとともに、かかってしまうと重症化し、後遺症の痛みが残りやすいと考えられます。

そして、免疫が下がったのは、なんらかの誘因があったはず。実際に、帯状疱疹にかかったことをきっかけに、検査を受けてみたらこれらの病気が見つかった、という例も少なくありません。

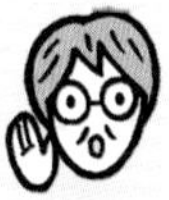

帯状疱疹で入院が必要なのは、どんな場合ですか？

同じ帯状疱疹でも、比較的軽症で軽い仕事を続けられた人もいれば、入院して治療を受ける必要のある人も。その違いはなんですか。

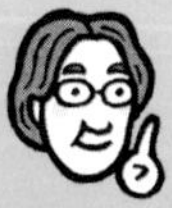

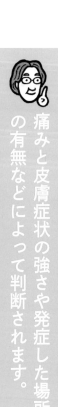

痛みと皮膚症状の強さや発症した場所、年齢、基礎疾患の有無などによって判断されます。

帯状疱疹は、症状の個人差が大きい病気です。健康な若い人で、原因ウイルスの量がそれほど多くなく、体幹部に軽く症状が出たような場合は、「帯状疱疹にかかったけど、たいしたことはなかった」という感想を持つかもしれません。

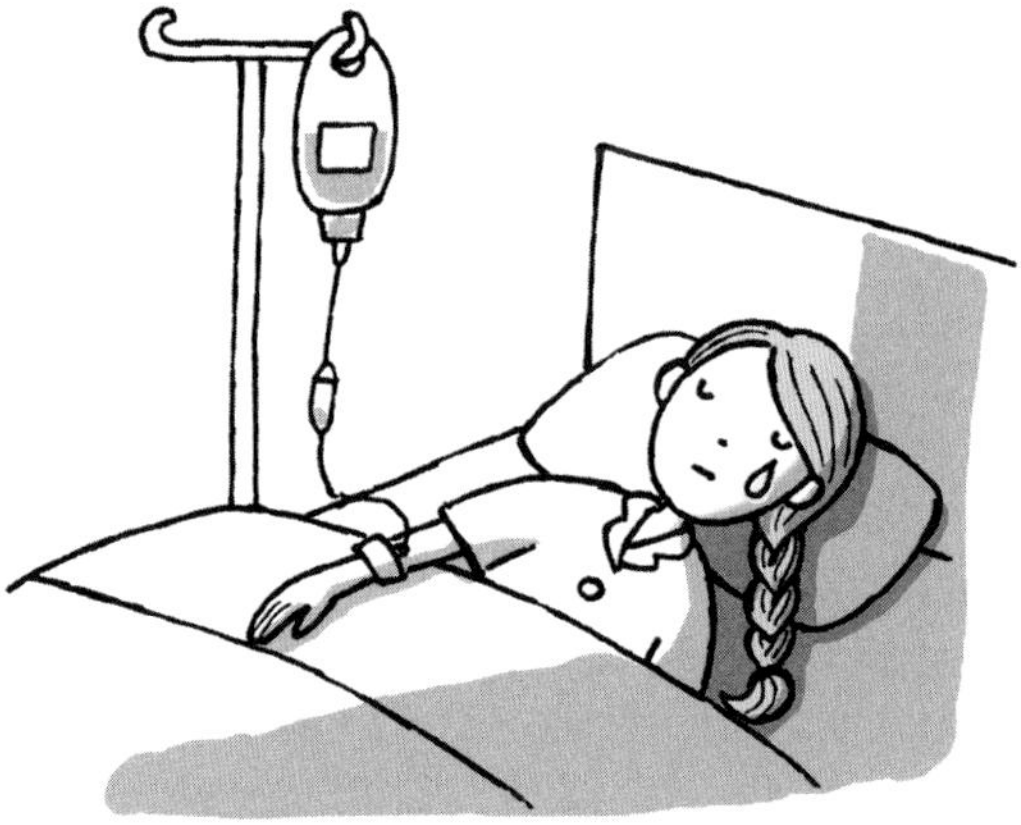

しかし、このパターンがだれにでも当てはまるわけではなく、なかには重症と診断されてすぐに入院し、抗ウイルス薬の点滴をしなければならないケースもあります。

その違いは、主に次のような要因によるものです。

●ウイルス量（多いほど重症）
●炎症反応の強さ
●発症した場所（頭部の三叉《さんさ》神経領域は重症化しやすい）
●痛みの強さ（痛みが強いと後遺症が残りやすい）
●年齢（高齢になるほど後遺症が残りやすい）

「仕事が休めないから」などといって無理をしてしまうと、症状が治まりにくくなるだけでなく、後遺症としてのつらい痛みが長期にわたって続く可能性も高くなります。帯状疱疹の発症＝免疫の低下のサインなのですから、思いきってしっかり療養することが大切です。

帯状疱疹＆単純ヘルペス
ミニ用語辞典

皮膚科学用語は漢字が読みにくいうえに難解なので、わかりやすく言い換えてみました。

紅斑	こうはん	＝皮膚の赤み
水疱	すいほう	＝水ぶくれ
丘疹	きゅうしん	＝ブツブツ
びらん		＝ただれ
腫脹	しゅちょう	＝腫れ
痂皮	かひ	＝かさぶた
瘢痕	はんこん	＝傷あと

第3章

帯状疱疹は、主に薬で治療します

実際にかかった人のホンネの話

症例5

ガマンできるなら、薬を飲まずに治したい？

Eさん（63歳）自営業

総合病院の皮膚科　受診のきっかけ↓帯状疱疹の初診

医師　……というわけで、診察させていただきましたが、Eさんは帯状疱疹という病気にかかっていますので、その原因になっているウイルスをやっつけるお薬を飲んでいただきます。とにかく、できるだけこの水ぶくれが広がらないように治療しましょう。

Eさん　あ、はい。

医師　それとは別に、痛みを和らげる飲み薬と、皮膚の症状がひどくならないように、ぬり薬も出しておきますね。

Eさん　はぁ……。

医師　お薬の飲み方などで、なにかご心配なことがありますか？

Eさん　いえ、自分が帯状疱疹という病気になったことは理解しました。でもね、私はふだんからなるべく薬を飲まないようにしてるんですよ。薬って化学物質だし、副作用とかありそうだし、なんか怖くて。あ、この痛いのも、たいしたことないですから、痛み止めはなくてもガマンできそうだし。

医師　Eさんのご心配もわかりますが、この病気に関しては、1分1秒でも早く抗ウイルス薬を飲み始めて、きちんと飲み切ることが大事なんです。それに、痛いのを無理にガマンすると、脳に痛みの記憶が残ってしまい、いつまでも痛みが消えないこともあるんです。せっかく早く見つけたんですから、薬を使ってしっかり治しましょう。

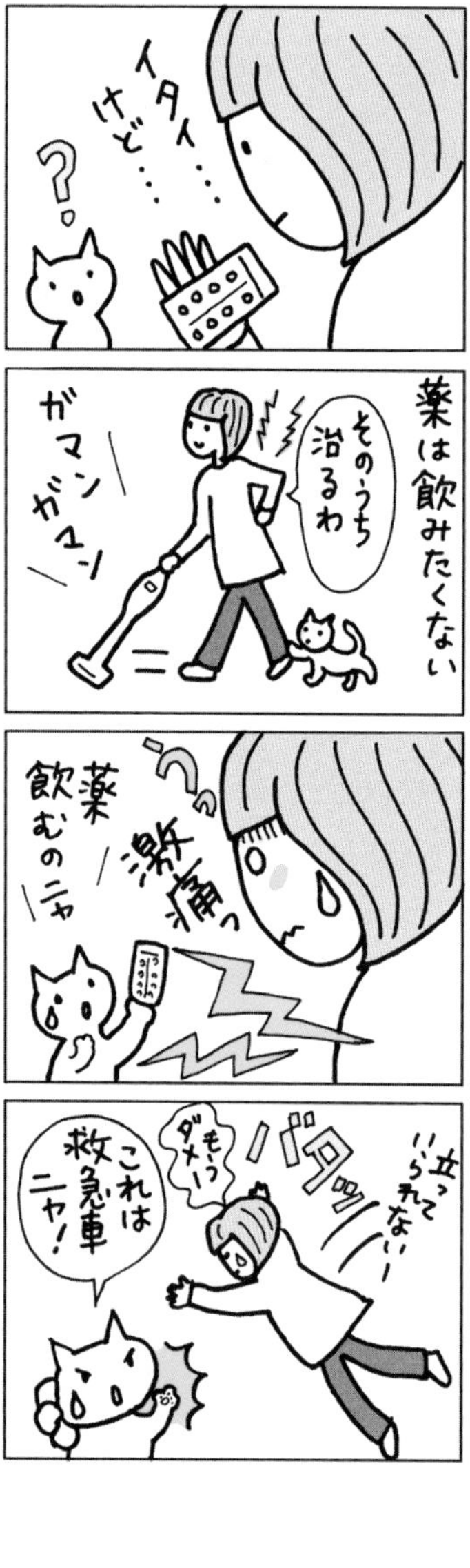
イタイ…
けど…
?
薬は飲みたくない
そのうち治るわ
ガマンガマン
うっ
激痛っ
薬飲むのニャ
立ってられない
バタッ
もうダメー
これは救急車ニャ!

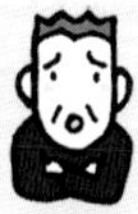

帯状疱疹と診断されたら、どんな治療をするのですか？

皮膚科で診てもらったら、やっぱり帯状疱疹でした。治療の方法は決まっているのですか？

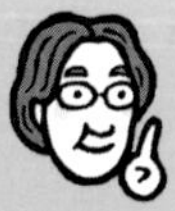

ウイルスの増殖を抑える薬や鎮痛薬による治療です。最大の治療目標は「痛みが残らないようにすること」です。

帯状疱疹の治療の目的は、主に次の3つです。

①急性期の痛みをできるだけ取り除き、生活に支障をきたさないようにする

②水疱の瘢痕（あと）が残らないよう、皮膚の症状を速やかに治す

③50歳以上の人に多い後遺症の帯状疱疹後神経痛（PHN）が残らないようにする

患者さん本人は、痛みのつらさから早く逃れたいうえに、現在、自分の目に見える皮膚の水ぶくれをなんとかしたい！と考えます。しかし、帯状疱疹は末梢神経に感染したウイルス感染症なので、ウイルスの活動を抑え込んで、ダメージを受けた神経の修復をうながす必要があります。

そのため、治療のメインは「抗ウイルス薬」の飲み薬です。症状が重い場合は、すぐに入院して、抗ウイルス薬の点滴治療などを受ける必要があります。

これに加えて、症状に応じて上のような薬や生活指導を組み合わせて治療します。複数の薬が処方されたときは、それぞれに役割があるのです。

帯状疱疹の症状の特徴とそれぞれに対応する治療

①ウイルス感染による神経の変性が起きている
➡抗ウイルス薬で、ウイルスの増殖と活動を抑え込む

②感染症の炎症による神経の痛み
➡消炎鎮痛薬、ステロイド薬で炎症を抑える

③痛みの刺激によって神経の異常興奮が起きている
➡三環系抗うつ薬や神経ブロックで痛みを抑える

④痛みの記憶によって疼痛が起きてしまう
➡消炎鎮痛薬や三環系抗うつ薬で痛みを抑える

⑤神経細胞がダメージを受けている
➡ビタミンB12を投与して神経の修復をうながす

⑥患部の局所的な循環障害による神経変性が起きている
➡入浴や温湿布などで血流の改善をうながす

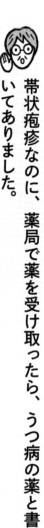

帯状疱疹なのに、薬局で薬を受け取ったら、うつ病の薬と書いてありました。

皮膚科で処方された飲み薬、痛み止めだけかと思ったら、数種類ありました。抗うつ薬も含まれていたんですが、これってどうして？

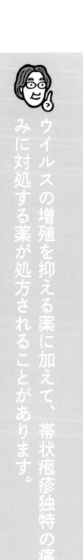

ウイルスの増殖を抑える薬に加えて、帯状疱疹独特の痛みに対処する薬が処方されることがあります。

数種類の薬が処方されたかもしれませんが、メインは帯状疱疹の原因であるウイルスに直接作用する「抗ウイルス薬」です。帯状疱疹のウイルスは、皮膚に症状が出る前から体内で増殖し始めているので、一刻も早く飲み始めることが治療のポイントです。

この抗ウイルス薬以外にも、症状の強さや年齢に応じて、P71にあるような消炎鎮痛薬（痛み止め）などの飲み薬、皮膚症状の治癒をうながす抗生剤の軟膏（ぬり薬）などを組み合わせて処方されるケースが多いでしょう。

神経の痛みに対処する薬として、「三環系抗うつ薬」や「抗けいれん薬」が処方されることがあります。分類としてそのように表記される薬でも、帯状疱疹の治療に保険適応となっているものがあり、薬局でもらう薬の説明書を見て驚く患者さんがいます。不安であれば、薬剤師に質問して説明してもらいましょう。

薬の効果や飲み方については、医師や薬剤師の説明をよく聞くことが大切です。飲むタイミングや飲み方を間違えると、せっかくの薬の効き目が十分に得られなかったり、思わぬ副作用が出たりする可能性もあります。

日本人の特徴として、なぜか〝薬はキライだから飲まない〟〝できるだけ薬を飲まずに自分の力で病気を治したほうがいい〟と思い込む人が少なくないようです。しかし、帯状疱疹については、後遺症である痛み（第4章を参照）が残らないよう、初期からしっかり治療しておくことが重要なので、治療薬は指示通り服用するようにしてください。

知り合いの人は1日3回の抗ウイルス薬をもらったのに、私は1日1回でいいと言われました。なぜ違うの？

帯状疱疹の治療薬でも、人によって飲み方が違うのですか。知人は1週間飲むように言われたのに、私はもう2週間以上も痛み止めを飲んでいるし。

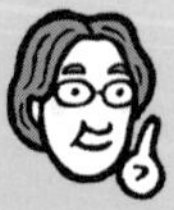

抗ウイルス薬は、種類によって飲む量や服用回数、価格が異なります。腎機能に影響する薬もあるため、年齢などを考慮して決めるのです。

まだ抗ウイルス薬がなかった時代には、帯状疱疹には有効な治療法がありませんでした。消炎鎮痛薬を服用して痛みがひくのを待つしかなかったのです。その後、ウイルスに直接作用する「バラシクロビル塩酸塩」「アメナメビル」などが開発され、現在は複数の種類からチョイスして処方されるようになり、飲み方も異なります。

帯状疱疹急性期のスタンダード治療〈大人の場合〉

軽症または中程度の場合

形状	種類	薬の名前	薬剤一般名	飲む量と回数、服用期間の目安
飲み薬	抗ウイルス薬*（いずれか）	アメナリーフ	アメナメビル	2錠×1日朝1回、1週間
		ファムビル（250㎎）	ファムシクロビル	2錠×1日3回食後、1週間
		バルトレックス（500㎎）	バラシクロビル塩酸塩	2錠×1日3回食後、1週間
	消炎鎮痛薬（痛み止め）（いずれか）	ロキソニン（60㎎）	ロキソプロフェンナトリウム水和物	1錠×1日3回食後 1～2週間
		カロナール（200㎎）など	アセトアミノフェン	2錠×1日3回食後 1～2週間
	ビタミンB12	メチコバール（500μg）など	メコバラミン	1錠×1日3回食後

痛みが強い場合は、下記をプラス

飲み薬	ステロイド薬	プレドニン(5mg)	プレドニゾロン	短期間、医師の判断による
	弱オピオイド薬	トラマール	トラマドール	量・期間は医師の判断による 便秘・吐き気に気をつける
注射	鎮痛薬（静脈注射）	アセリオ	アセトアミノフェン（1,000mg）	1日1～2回、 医師の判断による
	鎮痛薬（注射）	ノイロトロピン（3.6単位）	ノイロトロピン	1日1回、医師の判断による
	ビタミンB12（注射）	メチコバール（0.5mg）	メコバラミン	1日1回、医師の判断による

50歳以上の場合は、1週間後より下記を考慮

飲み薬	神経障害性疼痛薬（三環系抗うつ薬）	トリプタノール（10mg） ノリトレン（10mg）	アミトリプチン ノルトリプチン	1日1錠、医師の判断による
	神経障害性疼痛薬（抗けいれん薬）	リリカ（25mg、75mg）	プレガバリン	量・期間は 医師の判断による

重症の場合　＊の内服抗ウイルス薬のみ変更

点滴	抗ウイルス薬（いずれか）	ゾビラックス（250㎎点滴静注）	アシクロビル	1日3回 医師の判断による
		アラセナ-A（300㎎点滴静注）	ビダラビン	1日1回 医師の判断による

◎ジェネリック医薬品が使われることもあるので、必ずしもここにあげた薬が処方されるとは限らない

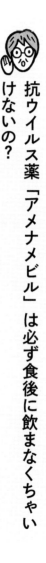

抗ウイルス薬「アメナメビル」は必ず食後に飲まなくちゃいけないの？

1日1回飲めばいいという抗ウイルス薬をもらいましたが、薬局で「必ず食事をしてから飲んでください」と言われました。それってどうして？

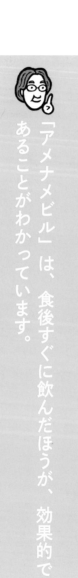

「アメナメビル」は、食後すぐに飲んだほうが、効果的であることがわかっています。

患者数の増加や高齢化にともなって、新しい抗ウイルス薬の研究開発が進みました。初期の抗ウイルス薬では、腎臓の機能が低下している人が服用すると、腎機能の数値が悪化しやすいため、高齢者や腎機能の悪い患者さんは、多めの水で薬を飲むように指導したり、こまめに受診して腎機能の数値をチェックしたりしながら治療を続ける必要がありました。

その後、課題だった腎機能への影響もなく、しかも1日1回の服用で高い効果が得られる「アメナメビル（製品名：アメナリーフ）」という薬が発売され、治療の選択肢が増えたのです。この薬は食事の影響を受けることがわかっており、食後すぐに服用したほうが薬の成分の吸収率が高くなります。

帯状疱疹の治療薬の処方に慣れている薬局のなかには、抗ウイルス薬を処方された患者さんに〝最初の1錠を1分でも早く飲んでもらう〟ために、その場で水を用意して薬を飲んでもらうようにしている店舗もあります。さらに、アメナメビルが処方された患者さん向けには、食事がわりにプロテインバーやゼリー飲料なども用意し、まずそれを摂取してから薬を内服するようにアドバイスしています。

アメナメビルはすぐれた薬ですが、保険が適応されても薬価が高いので、若い人で持病もなく症状の軽い人には、従来の抗ウイルス薬がチョイスされます。

1日1回の抗ウイルス薬を飲み忘れました。2日分、飲むべきでしょうか?

朝食後に飲むはずだった抗ウイルス薬をうっかり飲み忘れ、翌朝になって気がつきました。どうしたらいいでしょうか。

すぐに前日分を服用し、クリニックに電話して指示をもらいましょう。

抗ウイルス薬は、血液中の薬剤成分の濃度を一定に保つことがのぞましいので、できるだけ決まった時間に飲むことがポイントです。

1日1回服用する「アメナメビル」の場合、朝食後に飲むことが推奨されます。動物実験によって、体内で帯状疱疹のウイルスが最も活発に増殖する時間帯のピークは、昼間だと推測されるという報告に基づいたものです。

ところが、患者さんにそのように指導すると、「朝ご飯を食べる習慣がないので、いつ飲んだらいいかわからない」と言われることがあります。そのような場合は、無理をせずに最初の食事をした直後に飲むようにすればいいのではないでしょうか。

1日1回の薬も、3回飲む薬も、スマホのアラーム機能などを利用すると飲み忘れ防止に有効です。

また、「ウチの近くのいつもの薬局で薬を受け取ろう」と処方箋を持ち帰ると、受診した曜日と時間によっては、薬局が閉まっていてその日のうちに薬を受け取れないケースも生じるので注意してください。帯状疱疹の処方薬に関しては、できるだけ処方したクリニックと連携が取れている薬局で受け取ることをおすすめします。

そして、薬の種類にかかわらず、自己判断で〝薬を飲んだふり〟をするのは意味のない行為です。痛みが残って後悔することのないよう、処方された通りにきちんと服用してください。

ぬり薬も処方されましたが、なんの薬ですか？

帯状疱疹と診断されて、飲み薬と一緒に軟膏も受け取ってきました。どんな効果がありますか？

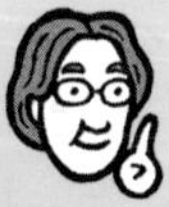

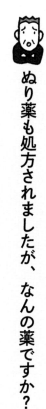

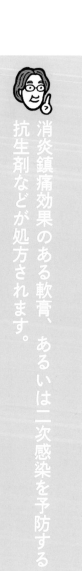

消炎鎮痛効果のある軟膏、あるいは二次感染を予防する抗生剤などが処方されます。

患者さん自身にとっては、痛みもさることながら、見えているのはどんどん増える赤い帯状の水ぶくれです。皮膚科で診療することが多い病気でもあるので最も有効なのは皮膚につける薬のように思われがちですが、何度も説明したように、帯状疱疹は神経がおかさ

□外用薬（ぬり薬）

種類	薬の名前	薬剤一般名	ぬる回数、ぬり方
消炎鎮痛薬（痛み止め）	フエナゾール軟膏 など	ウフェナマート	初期の症状に。1日1～2回、患部にぬる
抗生剤の軟膏	フシジンレオ軟膏 など	フシジン酸ナトリウム	細菌感染の予防に。1日2回、患部にぬる
軟膏基剤	ソルベース	マクロゴール軟膏	水疱やびらん（水疱が破れた状態）に。1日2回、ガーゼにのばして患部に貼り付ける
皮膚潰瘍治療薬	サトウザルベ など	亜鉛華軟膏	かさぶたに。1日2回、リント布にのばして患部に貼り付ける

◎ジェネリック医薬品が使われることもあるので、必ずしもここにあげた薬が処方されるとは限らない

れるウイルス感染症なので、治療の基本はあくまでも抗ウイルス薬の飲み薬です。

とはいえ、皮膚に出た症状も瘢痕が残らないように、きれいに治していかなければいけません。一般的には、上に挙げたような非ステロイド性の消炎鎮痛薬の軟膏が処方されることが多いでしょう。

水疱ができている皮膚には炎症性の細胞が増殖し、リンパ球や白血球も増えて雑菌と戦っているため、感染は起こりにくいのですが、水疱がつぶれて二次感染を起こす危険性があるような場合は、抗生剤の軟膏が処方されることもあります。

水疱が乾いてくる時期には、かゆみを感じる人も多くなります。それは、破壊された神経が再生されて皮膚に向かって伸びてきて、毛穴の周囲の神経が修復されるために感じるかゆみです。治りかけているサインでもあるので、引っ掻いたりしないよう、保湿剤などでやさしくスキンケアをしてください。

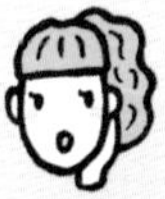

薬を飲み始めたのに、水疱が増え続けています。効いていないのでは？

2日前から、指示された通りに抗ウイルス薬を飲んでいるのに、皮膚の症状がよけいにひどくなってきています。効果がないのでしょうか。

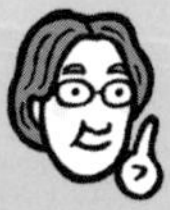

抗ウイルス薬の効果を実感できるのは、飲みはじめて2〜3日後から。自己判断で服用を中止してはいけません。

帯状疱疹の治療のメインは、抗ウイルス薬の服用です。帯状疱疹の原因である水ぼうそうのウイルスに直接作用して、その活動を抑え込む効果があります。

しかし、抗ウイルス薬は飲み始めてすぐに効果が現れるわけではありません。服用した数時間後には熱が下がり、痛みが和らぐ解熱鎮痛薬などとは作用のメカニズムが異なります。

抗ウイルス薬の効果を実感できるのは、服用を開始した2～3日後から。

その間は痛みも続くし、皮膚の水疱も治まるどころか、かえって増え続けることもあります。そのため、「せっかく高い薬を処方されて指示通りに飲んでいるのに、効いているとは思えない！」と不信感にとらわれ、勝手に抗ウイルス薬の服用をやめてしまう患者さんがいるのです。

経口摂取した（口から飲んだ）薬は血流に乗って全身をめぐり、ウイルスによって破壊された知覚神経に到達し、確実にウイルスの勢いを抑え込んで、増えようとする勢いを止めるために働き始めています。薬は指示通りに服用しましょう！

しかし、体内の様子は目に見えないため、患者さんは不安になりやすいのです。痛みや皮膚症状の経過を確認し、不安を解消するために、筆者のクリニックでは2～3日後に再度、受診してもらうようにしています。

また、抗ウイルス薬は発症後72時間以内に飲み始めないと、十分な効果が得られないこともあります。なかなか帯状疱疹と診断されず、治療を始めるのが遅れた場合は、痛み止めや神経の修復をうながすビタミンB12などを組み合わせて治療します。

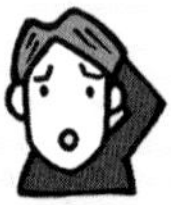

症状が出ているときに、仕事や学校に行ってもいいですか？

新型コロナウイルス感染症やインフルエンザだと、仕事や学校を休まなければならない期間が決まっていたけど、帯状疱疹もそうでしょうか。

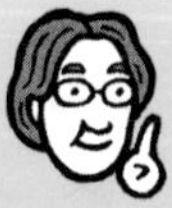

基本的には外出や人との接触の制限はありませんが、できれば発症後1週間は安静に過ごしましょう。

インフルエンザや麻疹、水ぼうそうなどの感染症では、仕事の出勤を控え、定められた出席停止期間中は学校を休みます。これは、他人と接触して感染させるのを防ぐためです。

一方、帯状疱疹の場合は、人にうつすことはないものの、Ｐ57でも述べたように、水ぼうそうにかかっていない人や水痘ワクチン接種前の乳幼児には感染させてしまう危険性があります。妊婦さんや小さいお子さんとの接触は避けてください。

症状の出かたは個人差が大きいため、痛みがつらくなければ、発症初期からでも軽いデスクワークなどを続ける程度は問題ないでしょう。

しかし、比較的軽症であったとしても、帯状疱疹を発症したということは、免疫が下がっている証拠なのです。ウイルスによって神経がダメージを受けていることに変わりはないので、無理は禁物です。

帯状疱疹は、誰もが体力の落ちやすい残暑の時期や、年度末、決算期などに多いとも言われます。仕事が忙しい時期かもしれませんが、少なくとも発症後1週間目まではできるだけ安静にして過ごし、後遺症の予防に努めましょう。

なお、治療中は、念のため運動は控えてください。カラダを動かすことで、水疱が出ている皮膚が衣服にすれると、その刺激で水疱が潰れやすくなります。特に、プールの水に含まれる塩素にはカラダを冷やす作用があるため、水泳はＮＧです。

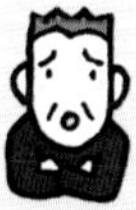

治療中にお酒を飲んでもいいですか？

帯状疱疹と診断されましたが、症状は軽いほうです。夕飯どきの晩酌はやめたほうがいいでしょうか。

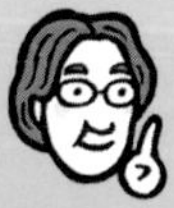

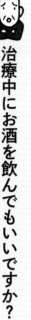

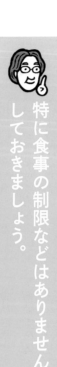

特に食事の制限などはありませんが、お酒は少量までにしておきましょう。

帯状疱疹は内臓の病気ではないので、特に食べてはいけないものはありません。

とはいえ、痛みでつらいときには、胃にやさしい消化のよい食事がいいでしょう。激辛カレーなどは、汗をかいた刺激で皮膚の痛みやかゆみを感じやすくなるかもしれません。

帯状疱疹回復期の
おすすめメニュー

免疫力を高めるために、
カラダを温める食事を摂りましょう。
たとえば……

- 生姜入りの肉団子スープ
- 鶏手羽肉と根菜のポトフ
- キノコたっぷりの蒸し野菜

生活習慣病などの持病がある場合は、その食事制限をしっかり守ってください。

特に、糖尿病で治療中の人は、血糖値が上がると炎症が起こりやすくなるため、塩分制限を守り、糖質の摂りすぎに注意しましょう。

食欲が出てきたら、体力の回復のために、しっかり栄養を摂るようにします。ウイルスにやられた神経細胞の修復を助けるためにも、タンパク質とビタミン類は特に意識して、食事に取り入れてください。

男性の患者さんからは、よく「お酒を飲んでもいいでしょうか」と聞かれますが、発症後1週間は、アルコールを控えるようにお伝えしています。その後の回復期も、薬を飲んで治療している間は軽く1、2杯までにしておきましょう。

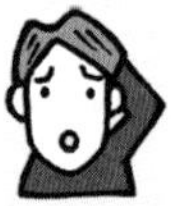

アゴに水疱ができているときに、ヒゲを剃っても大丈夫ですか？

やっと回復期になり、水疱も乾いてかさぶたになりつつあります。営業職なので、ヒゲを剃って出社したいのですが……。

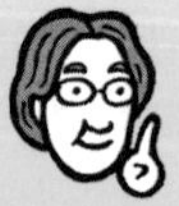

皮膚が完全に回復するまで、ヒゲ剃りや脱毛は控えます。

顔面や頭皮、首などに帯状疱疹を発症した場合、皮膚のかさぶたが完全に乾くまで、ファンデーションをぬったりヒゲを剃ったりすることは避けたほうがいいでしょう。ヒゲ剃りや脱毛、メイク落としの際の刺激によって治りかけた皮膚が傷つき、細菌感染を起こすと、皮膚の回復が遅れてしまいます。

なお、炎症後の皮膚は、色素沈着が残りやすくなっています。体調が回復して外出できるようになったら、低刺激性の日焼け止めをぬることもお忘れなく。

背中やわき腹など、体幹部の帯状疱疹の場合、急性期には皮膚が衣服にすれて痛みを感じることがあります。

ゴムで締め付けるようなデザインやレース素材の下着などは避けて、肌触りのよい素材のシンプルな下着を選び、皮膚をカバーして衣服が当たらないようにします。

軟膏が付着して下着が汚れやすいので、何枚か多めに用意し、こまめに洗濯して交換しましょう。

頭皮に水疱が出ている場合は、シャンプー時も力を入れてこすらず、軽く洗い流す程度に。ヘアカラーやパーマは完治後、医師に確認してから再開します。

また、眼部の帯状疱疹（Ｐ104）にかかったときは、完治するまでコンタクトレンズの装着やまつ毛のエクステ、まつ毛パーマなどは避けてください。

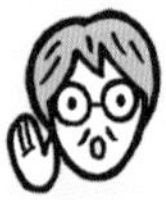

水ぶくれは冷やしたほうがいいですか。お風呂に入れますか？

「帯状疱疹にかかったら、お風呂に入って温めて」という人と、「冷やしたほうがいい」という人がいます。どちらが正解なの？

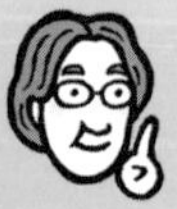

皮膚に症状が出ている間も、お風呂に入ってよく温めることが推奨されています。

急性の炎症では、患部を冷やすことが一般的です。しかし、帯状疱疹の場合、それは逆効果。痛みを軽減させ、神経の回復をうながすために、患部はよく温めましょう。

温湿布や携帯用カイロなどで温め、ゆっくり入浴して温めたほうが、後遺症の痛みが残

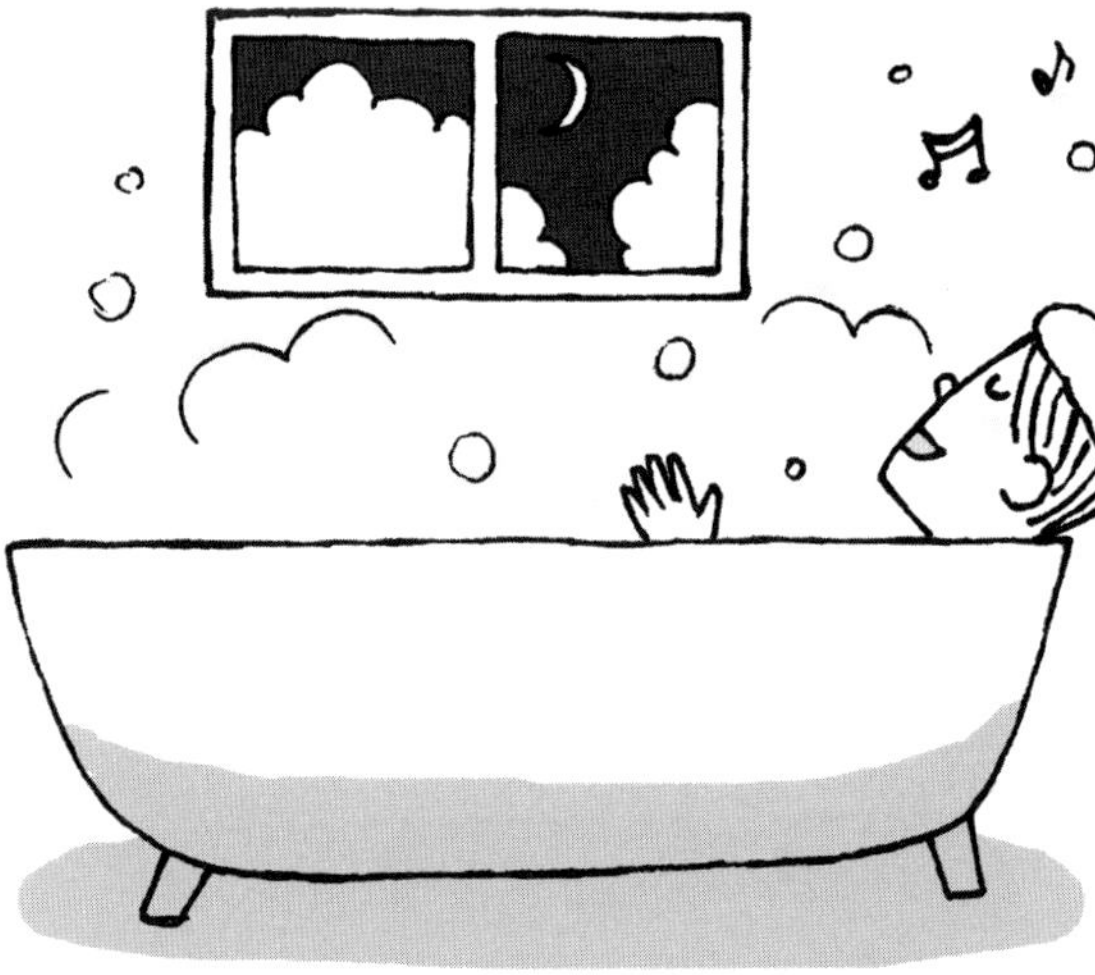

りにくくなることもわかっています。

痛みがあり、皮膚に症状が出ている急性期でも、積極的に湯ぶねに浸かってください。

ただし、水疱ができているところはゴシゴシこすらず、刺激の少ない石けんをよく泡立てて手のひらに取り、やさしく洗い流します。

シャワー浴だけで済ませて患部を冷やしてしまうと、血管が収縮して痛みを起こす物質が放出されます。

また、末梢神経の組織に栄養を運ぶ血管が冷やされて収縮すると、神経の回復が遅れて神経障害性の疼痛（Ｐ93）が残りやすくなります。

帯状疱疹＆単純ヘルペス
ひと口メモ

ビタミンB12の働き

帯状疱疹の痛みに対して、ビタミンB12の注射や飲み薬が使われることがあります。ビタミンB12には、血流をうながす作用とともに、傷ついた神経細胞の修復を助ける働きがあるからです。飲み薬より、注射が効果的とされています。ちなみに、食品では、レバーなどの肉類や貝類に多く含まれています。

第4章

帯状疱疹の後遺症や合併症には注意が必要です

実際に
かかった人の
ホンネの話
症例6

いつまでも残る、この痛みがつらい

Fさん（70歳）無職

ペインクリニック　受診のきっかけ→帯状疱疹後の痛み

Fさん　最初は背中がひどく痛かったので、狭心症とか肺の病気か何かだと思って内科にかかっていたんです。皮膚のブツブツがそれほど出なかったこともあって、内科の先生には言う必要ないと思ってたし。

医師　そのあと、皮膚科にいらしたんですね？

Fさん　はい、湿疹の薬をもらおうと思って皮膚科に行ったので、ついでに背中の水ぶくれを診てもらったら、帯状疱疹だって言われまして。

医師　それで、抗ウイルス薬を飲み始めるのが遅れてしまったんですね。

Fさん　そうなんです。痛みが出はじめてからは、10日くらいたっていたと思います。

医師　帯状疱疹の治療は、できるだけ早い時期から抗ウイルス薬による治療を始めることが肝心なのですが、それはウイルスが増殖するのを抑えると同時に、後遺症である神経の痛みが残るのを予防するためでもあるんです。治療が遅れると、痛みが残りやすいので。

Fさん　そうなんですね。もう3か月以上、痛いのが続いてます。

医師　正直なところ、帯状疱疹後神経痛はなかなか手強いので、痛みを取り除くのは簡単ではありません。でも、ヘルペス感染症に詳しい皮膚科の先生や、うちのようなペインクリニックでは、いろいろな薬や注射などを組み合わせて治療していきますから、あきらめずに頑張りましょう。

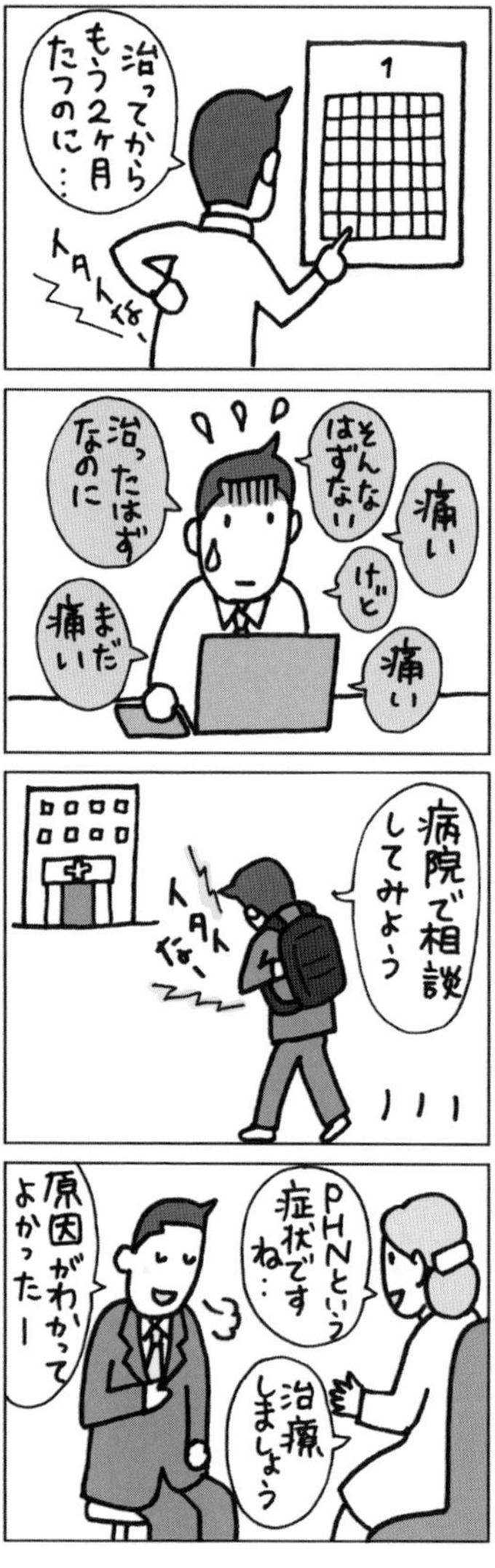
治ってからもう2ケ月たつのに…
痛い
けど
痛い
そんなはずない
治ったはずなのに
まだ痛い
病院で相談してみよう
PHNという症状ですね…
治療しましょう
原因がわかってよかったー

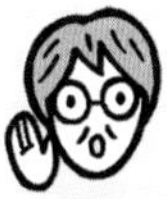

帯状疱疹の後遺症である「ＰＨＮ」ってなんですか？

皮膚科のドクターから、「ＰＨＮが残らないように、しっかり薬を飲んでください」と言われましたが、ＰＨＮってそんなにつらいんでしょうか。

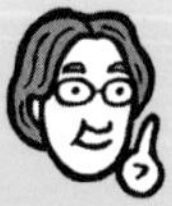

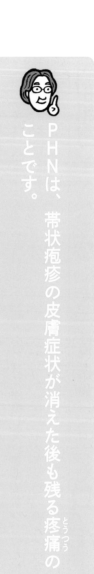

ＰＨＮは、帯状疱疹の皮膚症状が消えた後も残る疼痛《とうつう》のことです。

ひと口に「痛み」と言っても、人によってその感じ方や程度は同じではなく、痛みの原因や種類もひとつではありません。

帯状疱疹による神経痛も、原因によって3つに分類することができます。

帯状疱疹の痛み

急性期帯状疱疹痛（急性の痛み）

①ウイルス性の炎症による侵害受容性疼痛

帯状疱疹後神経痛（ＰＨＮ：慢性の痛み）

②神経の変性による神経障害性疼痛

③痛みの記憶による心因性疼痛

ＰＨＮ：Postherpetic Neuralgiaの略。帯状疱疹の皮疹が消失した後も残存する疼痛。日本ペインクリニック学会の治療指針では、帯状疱疹発症後90日以上経過しても痛みが続く場合と定義されている。

まず、最初に自覚する急性期の痛みは、皮膚科学的にはウイルス性の炎症による①「侵害受容性疼痛」です。

そして、急性期の症状が治まった後まで続く帯状疱疹後神経痛（ＰＨＮ）には、知覚神経が傷ついて性質が変わったことによる②「神経障害性疼痛」と、痛みの記憶が脳に刻まれたことによる③「心因性疼痛」という２種類の慢性の痛みが含まれます。

帯状疱疹という病気の特徴であり、問題とされるのは、このＰＨＮという痛みです。治療の最大の目的も、急性期の痛みと皮膚症状を軽減することよりも、むしろこのＰＨＮを残さないようにすることなのです。

皮膚には何もできていないのに、ピリピリと痛みを感じるのはなぜ？

処方された治療薬も飲み切り、1か月たったのに、いまだにピリピリするんです。この痛みはいつまで続くんでしょうか？

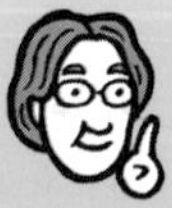

神経の損傷による痛みに加えて、脳が痛みを記憶してしまうからです。

帯状疱疹のウイルスは、神経を包んでいる鞘《さや》の線維を傷つけながら皮膚に到達して水疱をつくります。そのため、痛みを和らげる働きを持つ鞘が破壊されて神経がむき出しの状態になり、知覚異常による痛みが起こりやすくなっています。

帯状疱疹関連痛がある人の経過（年齢による違い）

（ファムシクロビル治療群 N=764）

	50歳未満	50歳以上
帯状疱疹発症後1か月	19.9%	35.9%
帯状疱疹発症後3か月	6.2%	14.7%
帯状疱疹発症後6か月	1.9%	9.0%
帯状疱疹発症後1年	1.3%	4.9%

2010〜2012年、日本全国84施設での調査による

さらに、急性期の痛みが強かった場合、脳の扁桃体にはその苦痛の記憶が刷り込まれます。そして、実際には神経の痛みがないにもかかわらず、痛みとして再現されてしまうのです。PHNの痛みは、この2つの原因が複雑にかかわり合って起こります。

上のデータは、筆者も参加して実施した、帯状疱疹の痛みの年齢による違いを調べたものです。抗ウイルス薬で治療した場合でも、50歳以上では半年後で約9％、1年後でも約5％の人に痛みが残るのです。

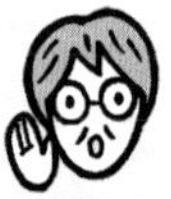

ＰＨＮの痛みを抑える特効薬はありますか？

なかなか痛みが取れないのですが、有効な治療法はありますか。

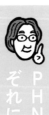

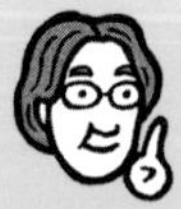

ＰＨＮの痛みは個人差が大きいため、治療法や薬はそれぞれに合わせて選択されます。

帯状疱疹の急性期の治療については、どの患者さんにも共通のスタンダードな治療法が確立しています。

これに対して、痛みが慢性化してしまった帯状疱疹後神経痛（ＰＨＮ）は、患者さんが訴える痛みの種類や強さもそれぞれ異なるため、治療薬もそれぞれに合わせて選択されます。

帯状疱疹後神経痛（PHN）の治療に使われる主な薬

形状	種類	薬の名前	薬剤一般名	効果・効能
飲み薬	抗けいれん薬	リリカ（25/75/150カプセル）	プレガバリン	過剰に興奮した神経を鎮めて、末梢性神経障害性の痛みを和らげる
		ガバペン（200/300/400mg錠）	ガバペンチン	
	三環系抗うつ薬	トリプタノール（10mg錠）	アミトリプチリン塩酸塩	神経の変性によって起きる痛みの刺激を調整し、和らげる
		ノリトレン（10mg錠）	ノルトリプチリン塩酸塩	
	抗てんかん薬	テグレトール（100/200mg錠）	カルバマゼピン	電撃痛があるときに用いる
	糖尿病神経障害治療薬	メキシチール（50/100mgカプセル）など	メキシレチン塩酸塩	ピリピリ感やアロディニアのあるときに用いる
	抗不安薬	セディール（5/10/20mg錠）など	タンドスピロンクエン酸塩	不安感が強いときに用いる
	弱オピオイド薬	トラマール	トラマドール	上記の薬剤を服用しても、痛みがとれない場合に用いる
	ビタミンB12	メチコバール（500μg錠）など	メコバラミン	末梢神経の修復をうながす

◎「抗けいれん薬」「抗うつ薬」「抗てんかん薬」などは、保険適応上の分類であり、その症状があるわけではなく、帯状疱疹後神経痛の治療によく用いられる

◎ジェネリック医薬品が使われることもあるので、必ずしもここにあげた薬が処方されるとは限らない

ただし、薬の用量・用法、組み合わせは一人ひとりの症状によって異なるテーラーメイド治療です

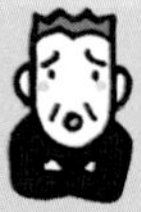

飲み薬以外にも、有効な治療法はありますか？

薬を飲むだけでは痛みがとれません。ほかに治療法があったら、ぜひ試してみたいのですが。

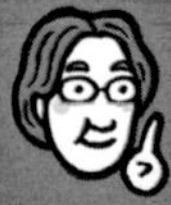

神経ブロックなどの治療が行われています。高額な民間療法などに飛びつく前に、主治医にまず相談して。

ＰＨＮに対しては、のみ薬以外にも、左ページのようなさまざまな治療法が施行されています。

神経ブロック注射は、痛みの治療を専門とするペインクリニックなどで受けることがで

帯状疱疹後神経痛（PHN）のその他の治療法

治療の種類	内容と注意事項
カプサイシンのぬり薬または貼り薬（湿布薬）	トウガラシに含まれる成分「カプサイシン」の作用で、神経の変性によって起きる痛みの刺激を調整し、和らげる
局所麻酔薬のぬり薬または貼り薬	局所麻酔薬の作用で、神経の変性によって起きる痛みの刺激を調整し、和らげる
神経ブロック	神経やその周辺に局所麻酔薬を注射して、痛みを伝える神経の働きを一時的に抑える方法。神経に異常がなく、「痛みの記憶」だけが原因の場合には、この方法が非常に効果的で、一度の「神経ブロック」で治ってしまう人もいる
イオントフォレーシス療法	微量の電流を皮膚に流し、局所麻酔薬やステロイド薬などを体内に浸透させて痛みを緩和する。注射のような針を刺す痛みもなく、薬の効果が皮膚の奥深くにまで浸透するため、さまざまな皮膚の病気の治療に用いられる方法。健康保険の適応はされない
低出力レーザー光線照射法	近赤外線レーザー光線を患部に照射し、破壊された神経節に刺激を与える方法
漢方療法	神経痛やリウマチに処方される漢方薬を用いる
温泉療法	温める効果に加え、リラックス効果も
自分でできる治療	急性期と同様に、冷やさないこと。入浴や使い捨て携帯カイロ、温熱シートなどで痛みのある場所を温める。ストレスの軽減

きます。また、イオントフォレーシスのように保険適応とならない治療や、温泉療法のように効果を科学的に提示することが難しい治療もあります。いずれも、すぐには治療効果が現れないことも多く、痛みが長期化することも少なくありません。

痛みから逃れたいと焦るあまり、ネットや雑誌の広告にだまされて、高額な怪しいサプリメントを購入してしまった患者さんもいました。

まずは、医師との信頼関係を築くことが、治療の早道になります。

実際にかかった人のホンネの話

症例 7

糖尿病のある人は、くれぐれもご用心!

Gさん(62歳)会社員

総合病院の皮膚科　受診のきっかけ↓帯状疱疹と診断され内科から紹介

医師　うちの病院には、糖尿病と痛風の治療でかかっていらっしゃるんですね。

Gさん　そうです。ずっと血糖値が高くて、今は薬で治療して、定期的に食事指導にも通ってます。あと、尿酸値も高いんで、その薬ももらっています。

医師　内科からは、帯状疱疹の確定診断と治療を依頼されていますが、帯状疱疹という病気のことはご存知でしたか?

Gさん　はい、父と妻が数年前にかかりました。痛がっているのを見ていましたので、だいたいの経過は知っています。

医師　そうでしたか。糖尿病の患者さんは、合併症の神経障害のせいで知覚神経に麻痺が起きやすいために——Gさんもそうなのですが——帯状疱疹にかかっても、発症のサインである神経の痛みを感じにくくなっていることが多いんです。

Gさん　だから今回も気がつかないうちにひどくなってて、診断が遅れたんですね。

医師　そうです。さらに、糖尿病があると皮膚の疱疹も重症化しやすいうえに、後遺症の痛みが長引いてしまうケースも少なくないんです。

Gさん　こんなひどい痛みが、ずっと続くんですか。

医師　できるだけ後遺症が残らないようにするためには、早期から適切な治療をすること、患部をよく温めることが重要です。

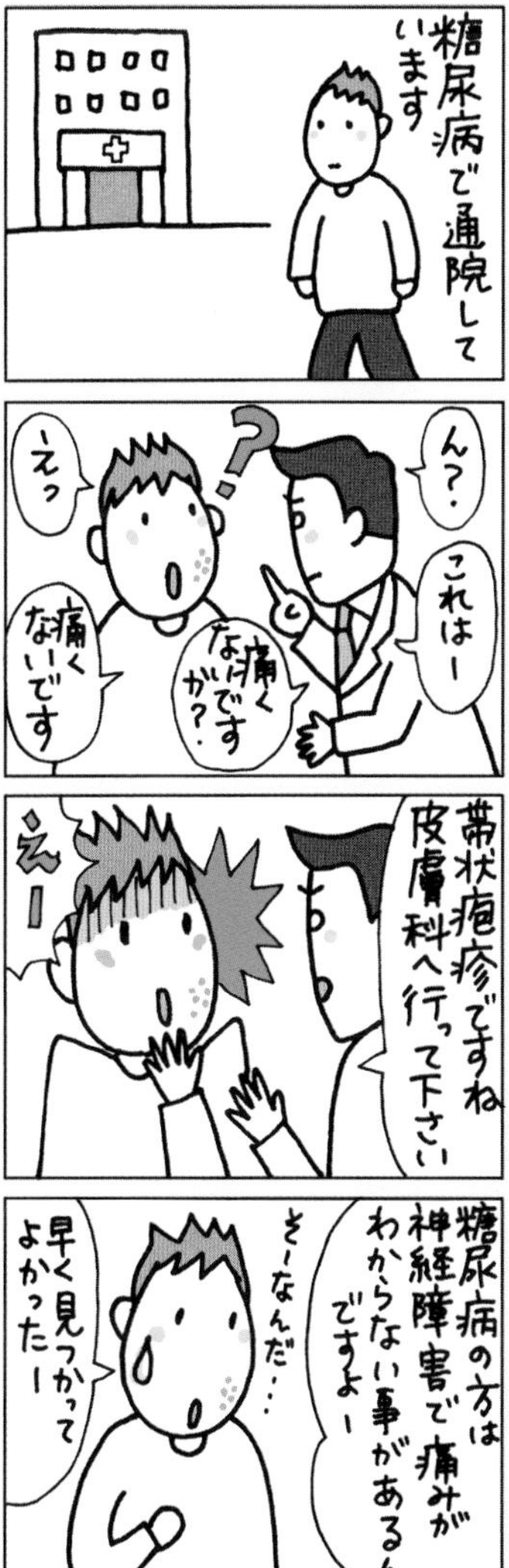
糖尿病で通院しています
んー？・
これはー
痛くないですか？
ーえっ
痛くないーです
帯状疱疹ですね皮膚科へ行って下さい
えーー
糖尿病の方は神経障害で痛みがわからない事があるんですよー
そーなんだ…
早く見つかってよかったー

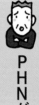

ＰＨＮが残りやすいのはどんな人ですか？

30代の同僚はあっさり治ったのに、60代の私はいつまでも痛いです。違いはなに？

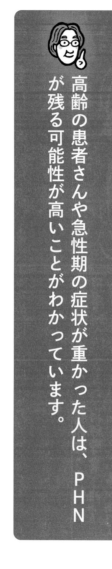

高齢の患者さんや急性期の症状が重かった人は、ＰＨＮが残る可能性が高いことがわかっています。

ＰＨＮは、50歳以上で帯状疱疹にかかった人に残りやすいことはすでにお話ししました。高齢になるほど神経の組織ももろくなり、神経細胞の修復力も低下するためと考えられます。

年齢以外にも、左ページに挙げた条件に当てはまる人は要注意です。

ＰＨＮが残りやすいのは、こんな場合

①高齢の患者さん
②急性期の症状が重かった
③治療を開始するのが遅れた
④抗ウイルス薬を服用しなかった
⑤三叉神経領域（頭部）に症状が出た
⑥糖尿病などの基礎疾患がある
⑦がんや自己免疫性疾患など、免疫が低下する病気がある

⬇

このような場合は、ぜひワクチンを打って
帯状疱疹を予防しましょう！

Ｐ100のＧさんのように糖尿病のある人は、末梢神経障害に加えて全身の炎症が起こりやすいために、帯状疱疹の症状が重症化しやすく、神経の修復が追いつかなくなり、高い確率でＰＨＮが残ります。

また、首から上の三叉神経領域に帯状疱疹が出たときも重症化しやすく、ＰＨＮ以外にもＰ104、Ｐ106にあるような合併症が起こることもあります。

繰り返しになりますが、帯状疱疹の痛みを慢性化させないためには、初期から抗ウイルス薬でしっかり治療することがなにより重要だということが理解できるでしょう。

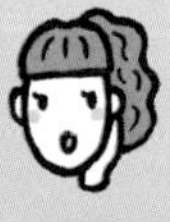

目に帯状疱疹が出た場合の合併症とは?

目から鼻にかけて水ぶくれが出ましたが、眼科も受診するように言われました。

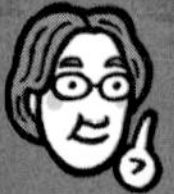

眼部帯状疱疹は、結膜炎や角膜炎などの合併症を起こすケースが多くなります。

帯状疱疹は、ＰＨＮという後遺症以外に、いくつかの注意すべき症状を合併することがあり、それぞれの専門医による治療が必要になります。

Ｐ37の図の三叉神経第1枝支配領域に生じたものを「眼部帯状疱疹」と呼んでいます。

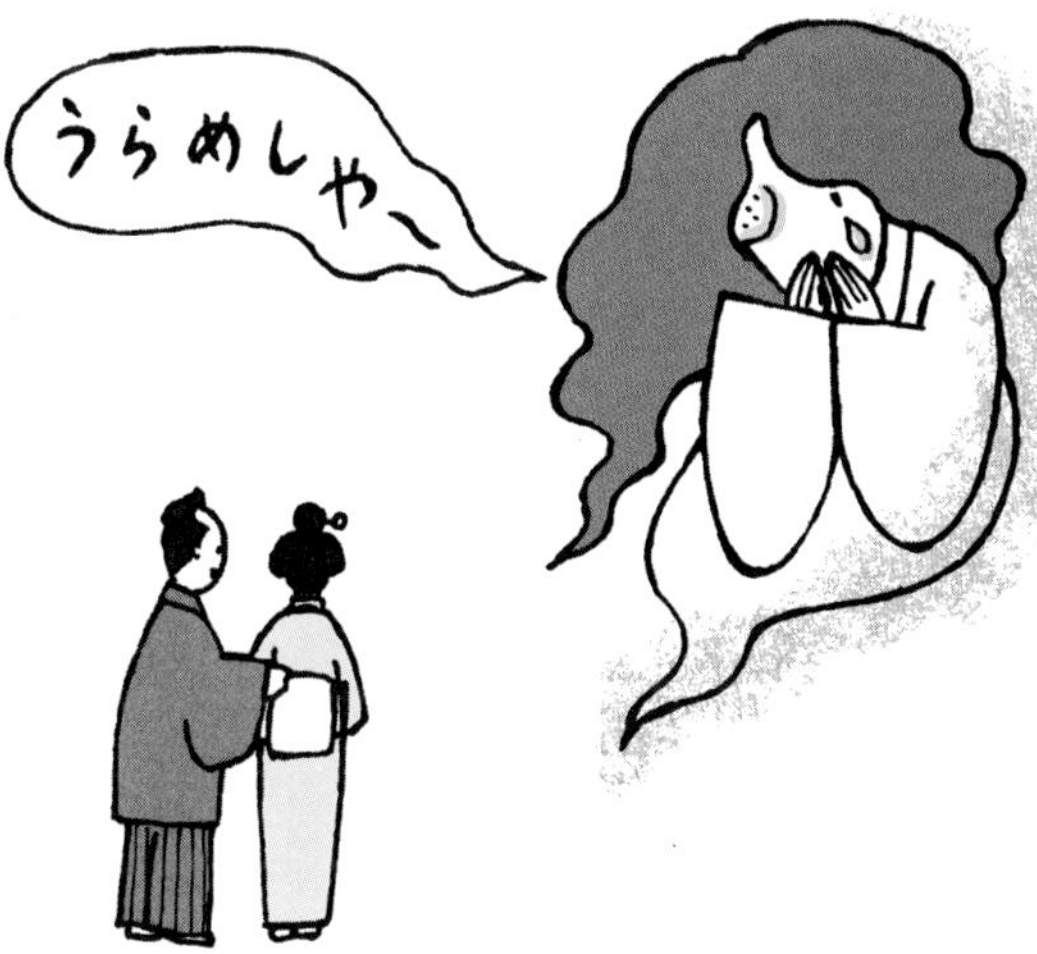

そして、特に鼻毛様体《もうようたい》領域（鼻すじ部分）に生じた場合は、高い確率で目に合併症が起こります。結膜炎や角膜炎、虹彩《こうさい》毛様体炎が多いのですが、緑内障や強膜炎、眼筋麻痺（まぶたが閉じないなど）を合併することもあります。

Ｐ35の『東海道四谷怪談』のお岩さんのように、目の合併症が起こった場合は、帯状疱疹の治療を受けている医師に紹介状を書いてもらい、眼科を受診してください。症状によっては、ステロイドの点眼薬で炎症を抑える治療が必要になります。

また、眼部帯状疱疹はＰＨＮが残る可能性が高いため、早い時期から抗ウイルス薬でしっかり治療することが重要になります。

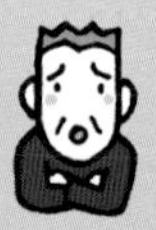

ラムゼー・ハント症候群とは?

帯状疱疹の合併症で、難聴になることもあると聞きましたが、本当ですか？

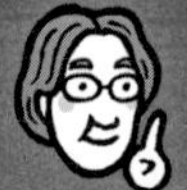

耳たぶに発症した帯状疱疹の合併症で、難聴や耳鳴り、顔面神経麻痺などを起こしやすいので注意が必要です。

耳から顔の下半分に当たる、三叉神経の第3枝支配領域に帯状疱疹を発症すると、顔面神経麻痺や難聴、耳鳴り、めまい、味覚障害などを起こす確率が高くなります。

この病気を発見した医師の名にちなんで、「ラムゼー・ハント症候群」と呼ばれますが、典型的な症例では左右どちらかの耳たぶや耳の中、耳の後ろに疱疹が出現します。

初期は中耳炎のような耳の痛みや頭痛、肩こり、舌の違和感などから始まることも多く、帯状疱疹だと気づかないこともあります。また、口腔内に、口内炎のような水疱ができる症例もあり、この場合は〝食べものの味がわからない〟〝異質な味として感じる〟などの味覚障害をともなうことが多くなります。

このような症状がある場合は、早期に耳鼻咽喉科を受診し、抗ウイルス薬に加えてステロイド薬による治療が必要です。

特に、片側の顔面神経に麻痺が残ってしまうと、自分の意志通りに顔の筋肉を動かすことができなくなり、笑ったときなどに顔がひきつって不自然な表情になってしまい、つらい思いをします。

昔からあるお面の「ひょっとこ」は、顔面神経麻痺をわずらっている顔を表現していると考えられています。

半年以上経過しても回復しない場合は、専門的な治療ができる医療機関に相談し、手術やボツリヌストキシン製剤の注射、表情筋のリハビリテーションなどを検討します。

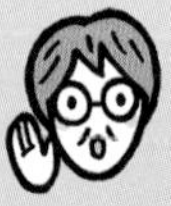

帯状疱疹によって、便秘や排尿障害が起きるケースはありますか?

帯状疱疹にかかってから、トイレに行ってもおしっこが出にくくて困っています。

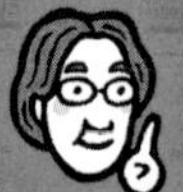

腹部から臀《でん》部《ぶ》に症状が出た場合は、膀胱や腸の神経に障害が起きることがあります。

帯状疱疹は、ウイルスによってダメージを受けた神経が関与する部分に、麻痺や運動障害をきたすことがあります。たとえば、胸の脊髄の前側に強い症状が出たような場合には、腕が上がらなくなってしまうケースもあります。

特殊な帯状疱疹として、次のようなものがあります

- 眼部帯状疱疹（P104）
- ラムゼー・ハント症候群（P106）
- 汎発《はんぱつ》性帯状疱疹
- 多発性帯状疱疹
- 帯状疱疹脳炎

お腹周りの神経領域の帯状疱疹によって便秘になることがあり、重症だと腸閉塞を起こす例もあります。

仙骨部の帯状疱疹では、外陰部領域の神経が損傷して膀胱直腸障害が生じ、尿が出にくい、あるいはまったく出ない（尿閉）という現象が起こるケースも。重症の場合は入院して、抗ウイルス薬による治療に加えて、カテーテルを留置して導尿する処置が必要です。

通常は1本の知覚神経の領域の皮膚にだけ現れる帯状疱疹の水疱が、全身に広がってしまったものが「汎発性帯状疱疹」です。神経だけでなく、血液を介してウイルスが全身にばらまかれたと考えられます。このような重症の帯状疱疹は、白血病や悪性リンパ腫などの血液がん、あるいは放射線治療や大量ステロイド治療などが影響を及ぼしているケースに見られます。

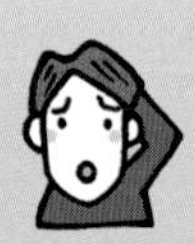

帯状疱疹にかかると、脳卒中になりやすいって本当ですか？

ネットニュースで見たのですが、帯状疱疹から脳梗塞や脳出血になりやすいというのは本当ですか。

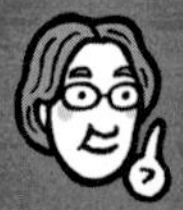

海外の報告によれば、帯状疱疹発症後3か月以内の脳卒中発症リスクは約2倍！

「脳卒中」という言葉は昔から使われていますが、ひとつの病気ではなく、脳の血管に障害が起こる病気の総称です。

具体的には、脳の血管が詰まってしまう「脳梗塞」や脳の血管が破けて出血する「脳出血」、「くも膜下出血」などを指します。

帯状疱疹と脳卒中の発症リスクとの関係については、国内での研究はないものの、海外では以前から数多く報告されています。

帯状疱疹を発症して３か月以内に脳卒中を起こすリスクは、そうでない場合に比べて約２倍になるというものです。

さらに、帯状疱疹発症後５～12年たっても、脳卒中の発症リスクは30％程度高く、その後も継続する傾向があるという報告もあります。


特に、首から上の三叉神経領域に帯状疱疹を発症した患者さんのリスクが高いとされ、これは帯状疱疹のウイルスが脳の血管内に入って炎症を起こすためではないかと言われています。しかし、早期から抗ウイルス薬による治療をすれば、その発症リスクは約半分に低下します。

帯状疱疹＆単純ヘルペス
ひと口メモ

脳が痛みを記憶する!?

帯状疱疹の急性期が過ぎても続く神経痛であるPHNは、神経が傷ついたことによる神経障害性疼痛に、痛みの記憶による心因性疼痛が加わって痛みを引き起こします。

PHNでは、脳の扁桃体に痛みの記憶が深く刻まれてしまうことが確認されています。早期の治療で急性期の強い痛みをしっかり抑え込まないと、脳が痛みを記憶し、難治性の疼痛が残ってしまうのです。

第5章

まぎらわしい

帯状疱疹と混同しやすい
「単純ヘルペス」という病気があります

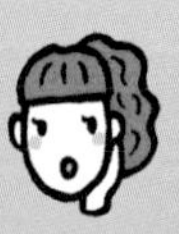

「ヘルペス」と「帯状疱疹」は同じ病気？　それとも別の病気なの？

帯状疱疹は繰り返さないと聞いていたのに、腰のあたりに何度も痛い水疱ができます。

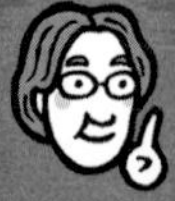

帯状疱疹と混同されやすいのですが、何度も再発するのは「単純ヘルペス」という別の病気です。

ヘルペスウイルスにはいくつかの種類があり、それぞれ別の病気を引き起こします。そのヘルペス一家の兄弟姉妹のうち、水ぼうそうと帯状疱疹の原因になる長男が「水痘‐帯状疱疹ウイルス（ＶＺＶ）」であり、口唇ヘルペスや角膜ヘルペス、性器ヘルペスの原因になる双子の妹たちが「単純ヘルペスウイルス１型（ＨＳＶ‐１）」と「単純ヘル

「帯状疱疹」と「単純ヘルペス」の違いと共通点

	帯状疱疹	単純ヘルペス
共通点	どちらも、一度感染するとウイルスが神経節に住みついてしまい、一生つきあっていかなければならない	
原因となるウイルスの種類	水痘-帯状疱疹ウイルス（VZV）	単純ヘルペスウイルス1型（HSV-1）、2型（HSV-2）
皮膚の症状	知覚神経がある場所ならどこにでも発症するが、特に胸や背中、腹部、頭部に多い	唇や顔面、性器とその周辺に多い。ウイルスの型により発症する場所が異なる
重症度	痛みが強く、水疱が帯状に広がる	一般的に軽く、水疱も広がらない
後遺症が残るか	帯状疱疹後神経痛（PHN）が残ることがある	一般的に後遺症は残らない
再発するか	再発することは少ない（近年、再発する例が増えている）	何度も再発を繰り返すことが多い
他人に感染するか	帯状疱疹そのものは、他人に感染しない	水疱に触れることや、セックスによって感染する

ペスウイルス2型（HSV-2）」です。

単純ヘルペスは、帯状疱疹より症状が軽いのですが、再発を繰り返すことが問題です。

帯状疱疹には「帯状ヘルペス」という別名もあるうえ、症状も「痛くて小さな水疱ができる」という共通点があるため、2つの病気を混同している人も少なくありません。

治療についても、量を変えて同じ抗ウイルス薬が処方されることがあり、ますますわかりにくいのですが、両者の特徴を正しく理解することはとても重要なので、違いと共通点を上の表にまとめてみました。

実際に
かかった人の
ホンネの話
症例8

唇に水ぶくれができる最もポピュラーなヘルペス

Hさん（28歳）会社員

内科クリニック　受診のきっかけ↓唇に赤い水ぶくれができて痛い

医師　今日はどうなさいましたか？

Hさん　唇のところに水ぶくれみたいなのができて、痛いんです。

医師　ちょっと診察しますね。いつからですか？

Hさん　一昨日くらいからです。最初はムズムズするような感じだったんですけど、そのうち赤く腫れて水ぶくれになってしまって。

医師　今までに、同じような症状が出たことはありますか？

Hさん　いいえ、今回が初めてです。

医師　特に疲れたり、体調をくずしたりしませんでしたか？

Hさん　ああ、先週、旅行先でちょっと無理をしちゃって、かぜをひいてました。

医師　そうでしたか。この唇の症状とHさんのお話から、単純ヘルペスという病気だと思います。日本人の１割がかかっていると言われるくらい、ポピュラーなものです。

Hさん　ヘルペスってことは、つまりあの、帯状疱疹ってことですか？

医師　いいえ、単純ヘルペスと帯状疱疹とは違う病気です。同じヘルペスウイルスの仲間ですが、Hさんの場合は「単純ヘルペスウイルス１型」によるもので、帯状疱疹よりも症状が軽いことがほとんどですが、何度も再発を繰り返すのが困るところです。

Hさん　えーっ、繰り返すんですか？　イヤだなぁ。

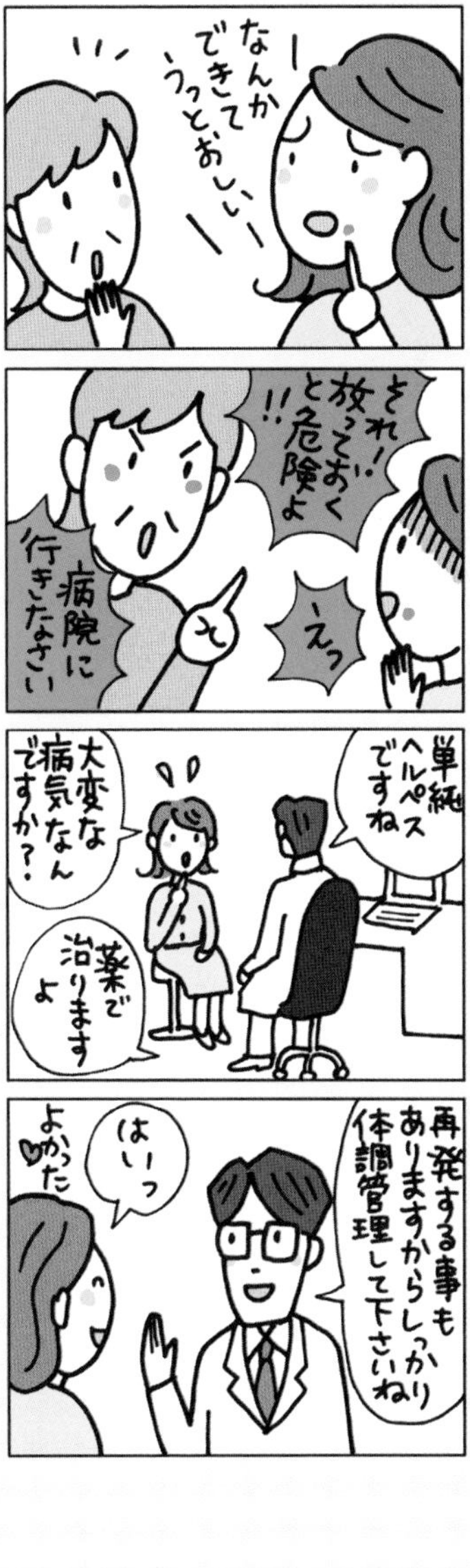
なんかできてうっとおしい
それ！放っておくと危険よ!!
病院に行きなさい
えっ
単純ヘルペスですね
大変な病気なんですか？
薬で治りますよ
再発する事もありますからしっかり体調管理して下さいね
はいっ
よかった♡

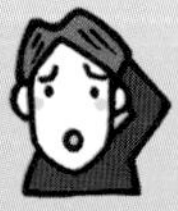

単純ヘルペスは、2種類あるのですか？

唇にできるヘルペスと性感染症であるヘルペスは、同じウイルスによるものですか。

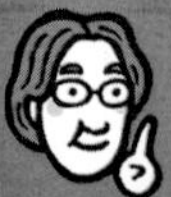

単純ヘルペスウイルスには1型と2型があり、症状の出やすい場所が異なります。

ヘルペスウイルス一家の双子の妹分である単純ヘルペスウイルスには、1型と2型とがあり、それぞれ症状の出やすい場所があります。

大まかにいうと、もともと1型ウイルスの感染では唇をはじめとして顔面に、2型は性器の周辺に症状が出ていました。ところが、オーラルセックスが当たり前になったため、

1型ウイルスが性器に感染するケースもめずらしくなくなりました。

単純ヘルペスウイルスの初感染は、主に接触感染で、1型はウイルスのいる水疱やびらん（ただれ）、唾液などに触れることや、くしゃみや咳などによる飛沫、ウイルスに汚染された手指などから感染します。以前は、ほとんどの人が思春期までに感染して抗体を持っていましたが、近年は初感染の年齢が高くなり、2022年のWHO（世界保健機関）による報告では、1型の全世界の抗体保有率は67％程度にとどまります。

2型は、主に性行為で感染します。経口避妊薬（ピル）などの普及でコンドームを使用しなくなったこともあり、大人の初感染が増えています。2022年のWHOによる報告では、全世界の2型の抗体保有率は11％程度です。

ウイルスに感染して、初めて症状が出たときには、水疱だけでなく、発熱や疼痛、リンパ節の腫れなどの強い症状が現れることがほとんどです。抗ウイルス薬や鎮痛薬で治療しますが、完治するまでに2～4週間ほどかかります。

ただし、1型ウイルスは感染時に症状が出ないことが多く（不顕性《ふけんせい》感染）、数十年たってから再活性化して突然に症状が現れます。

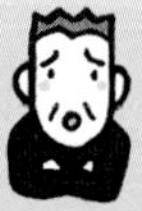

単純ヘルペスはどんなときに再発するのですか？

たまにゴルフに行くと、なぜか数日後に口唇ヘルペスが再発します。これって偶然なの？

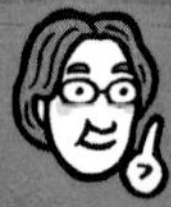

日焼けや過労、かぜなどは単純ヘルペスを再発させる誘因になります。

単純ヘルペスは、帯状疱疹よりも症状が軽いことが多いものの、一度感染すると何度でも繰り返し再発するのがやっかいな病気です。

ゴルフや海水浴、スキーなどに出かけたことがきっかけで口唇ヘルペスを発症しやすいのは、紫外線を浴びたことによる刺激が誘因になっているためと考えられます。

紫外線以外には、かぜや発熱、セックスや歯科治療などによる粘膜への刺激、生理、ストレス、飲酒、睡眠障害、がんを含む免疫の低下などが再発の誘因になります。

１型よりも、２型のほうが頻繁に再発します。しかし、再発の頻度は個人差が大きく、同じ２型でも月に何度も再発する人と、数年に一度しか再発しない人がいます。

単純ヘルペスの感染と再発のしくみ

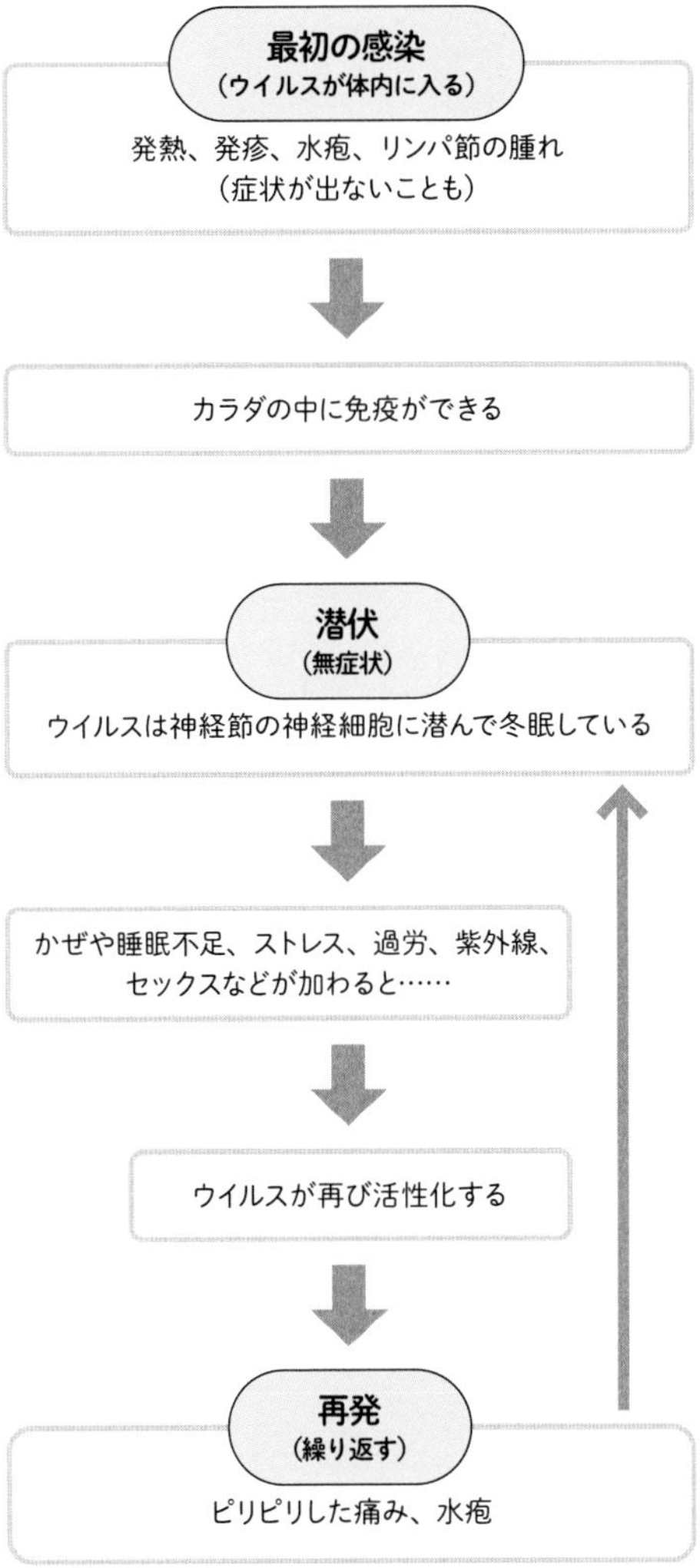
最初の感染
（ウイルスが体内に入る）
発熱、発疹、水疱、リンパ節の腫れ
（症状が出ないことも）
カラダの中に免疫ができる
潜伏
（無症状）
ウイルスは神経節の神経細胞に潜んで冬眠している
かぜや睡眠不足、ストレス、過労、紫外線、
セックスなどが加わると……
ウイルスが再び活性化する
再発
（繰り返す）
ピリピリした痛み、水疱

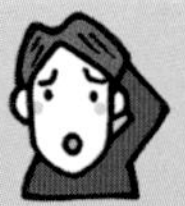

唇にヘルペスが出ているときにキスをしたら、相手にうつしますか？

年に一度くらい、唇と皮膚の境目にヘルペスが出るのですが、彼女がキスをいやがります。

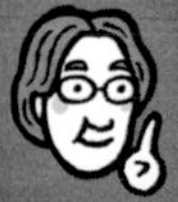

単純ヘルペスは感染力が強いので、キスをしただけでうつります。

単純ヘルペスは、基本的にウイルスが活発化して症状が出ているときにしか、他人を感染させることはありません。Ｐ119にある通り、抗体を持つ約67％の人には感染しません。しかし、残りの抗体を持たない人に対しては非常に感染力が強く、唇に水疱ができているときにはキスをしただけで感染します。症状が出ているときに、単純ヘルペスの抗体を持っていない赤ちゃんに頬ずりしたり、口移しで食べものを与えたりしたら、感染させて重い症状が出る可能性もあるので注意が必要です。

口唇ヘルペス　生活上の注意

- タオルやカミソリ、グラスなどをパートナーや子どもと共有しない
- キスや子どもへの頬ずりは禁止
- オーラルセックスを避ける
- 再発の兆候を感じたら、刺激物や激辛料理は控えて

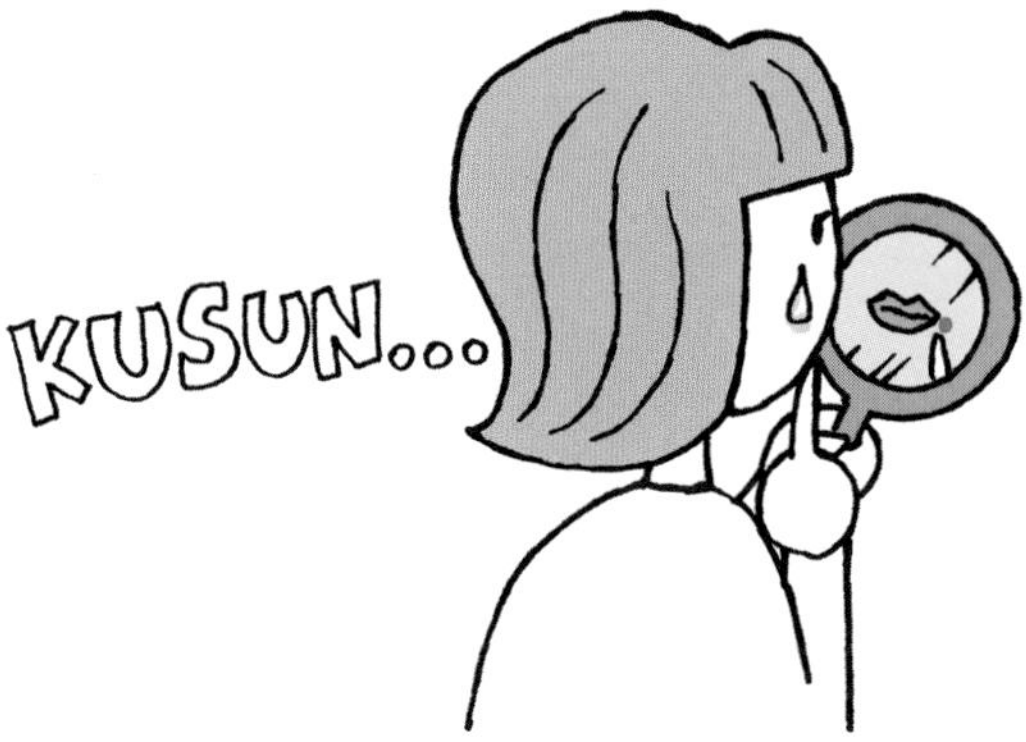

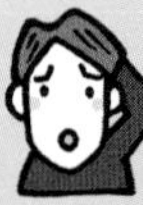

アトピー性皮膚炎の人が注意すべき「カポジ水痘様発疹症」って?

皮膚科で「アトピー性皮膚炎があるので、ヘルペスに気をつけてください」と言われました。どういう意味ですか。

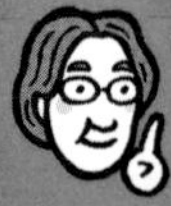

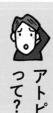

バリアが壊れている皮膚に口唇ヘルペスが生じて、水疱が広範囲に及んで重症になるものです。

口唇ヘルペスは、通常は症状も軽く、唇と皮膚の境目の1か所にできる程度です。ところが、なんらかの原因で、皮膚に備わっているはずのバリア機能が壊れてしまっていると、口唇ヘルペスの水疱が広範囲に及んで重症化することがあります。

これを「カポジ水痘様発疹症」といい、特にアトピー性皮膚炎で症状のコントロールがうまくいっていない場合に起こる例が多く見られます。

健康な皮膚であれば、単純ヘルペスの水疱の中にいるウイルスに触れても、感染することはありません。しかし、炎症が起きて無防備な状態の皮膚はウイルスが感染しやすく、顔やカラダの広い範囲に水疱が生じます。

このとき、患者さん本人だけでなく、医師でさえ、アトピー性皮膚炎が悪化したものと思い込んでしまうことがあります。そして、単純ヘルペスの治療薬ではなく、ステロイド薬などで治療を続けたために、かえって悪化させてしまった例もあります。

重症になると、入院治療が必要です。アトピー体質の人は、ヘルペスの症状が出ていないときも口の周りや口腔内を清潔に保つとともに、皮膚の炎症をできるだけコントロールするように心がけましょう。

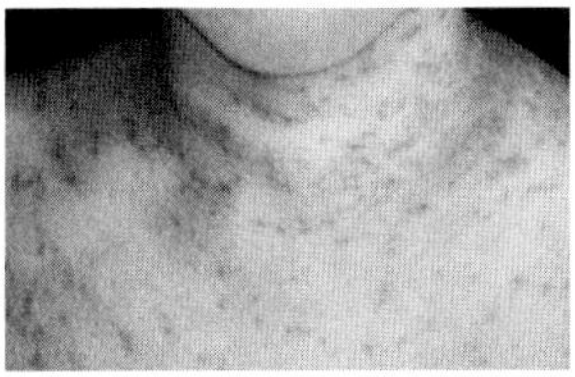

カポジ水痘様発疹症の例

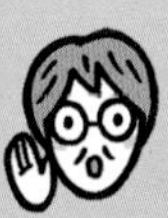

目に発症する「角膜ヘルペス」も再発しますか？

目がゴロゴロして、痛みもあったので眼科に行ったら角膜ヘルペスでした。これも繰り返すんですか？

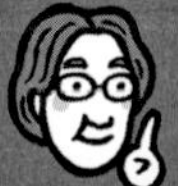

かぜや過労で免疫力が低下すると再発します。

単純ヘルペスウイルス1型は、唇だけでなく目の角膜の上皮にも感染します。

特別な病気ではなく、実はほとんどの人が乳幼児期に感染しているのですが、症状が出るまで気づくことはありません。

ウイルスは、目の毛様体の神経節から角膜の三叉神経を伝わって侵入し、知覚神経に潜

角膜ヘルペスの分類

上皮型	実質型
ウイルスが角膜の表面で増える	角膜の内部にウイルスが侵入して角膜が濁る
目の充血、軽い痛みなど	視界がぼやける、視力が低下する、ひどい充血が起こる

伏します。そして、免疫が下がったタイミングで増殖すると症状が出て診断されます。

角膜ヘルペスには、比較的軽い経過をたどる「上皮型」と、視力にも影響が出る「実質型」があります。

ゴロゴロするような異物感がある、まぶしい、ものが見えにくい、痛みがあるなどの症状が出ます。抗ウイルス薬の眼軟膏で治療しますが、放置しておくと、再発を繰り返しているうちに悪化し、上皮型から実質型に進行して視力に影響することもあり、危険です。

なお、角膜ヘルペスは眼部帯状疱疹との鑑別も重要です。必ず皮膚科専門医と眼科医を受診して、適切な治療を受けてください。

実際に
かかった人の
ホンネの話
症例9

性器ヘルペスの再発をなんとかしたい

Iさん（35歳）自営業

婦人科クリニック　受診のきっかけ↓ヘルペスの再発がつらい

Iさん　もう、今年これで4回目なんです、再発するの。うんざりしちゃう……。

医師　それはつらいですね。性器ヘルペスは、単純ヘルペスウイルス2型の感染で起きるんですが、最初に症状が出た後は、半分以上の人が1年以内に再発します。年に一度くらいという人もいれば、多い人は月に何回も再発を繰り返すんです。

Iさん　そんなに起きる人もいるんですか！　再発しやすくなるきっかけみたいなものってありますか？

医師　やっぱり、過労とか睡眠不足ですね。後は冷えとか紫外線を浴びること、クラミジアの感染なども引き金になりやすいことがわかっています。

Iさん　私は生理が始まる前くらいになることが多いような気がする……。

医師　はい、女性の場合はホルモン分泌のサイクルに左右されますが、排卵してから生理が始まるまでのPMSの時期に症状が出る方が多いですね。

Iさん　初回は性器のところにできて激痛でしたけど、今は脚の付け根とかお尻に症状が出ます。再発するときって、ムズムズして痛がゆくなってくるから、わかるんですよね。

医師　そうですね。性器ヘルペスの再発は、肛門の周りやお尻、腰のあたりに症状が出ることも多いので、あせもやかぶれ、帯状疱疹と間違えることもあります。

Iさん　彼氏にいちいち言うのもめんどくさいし、どうにかなりませんか？

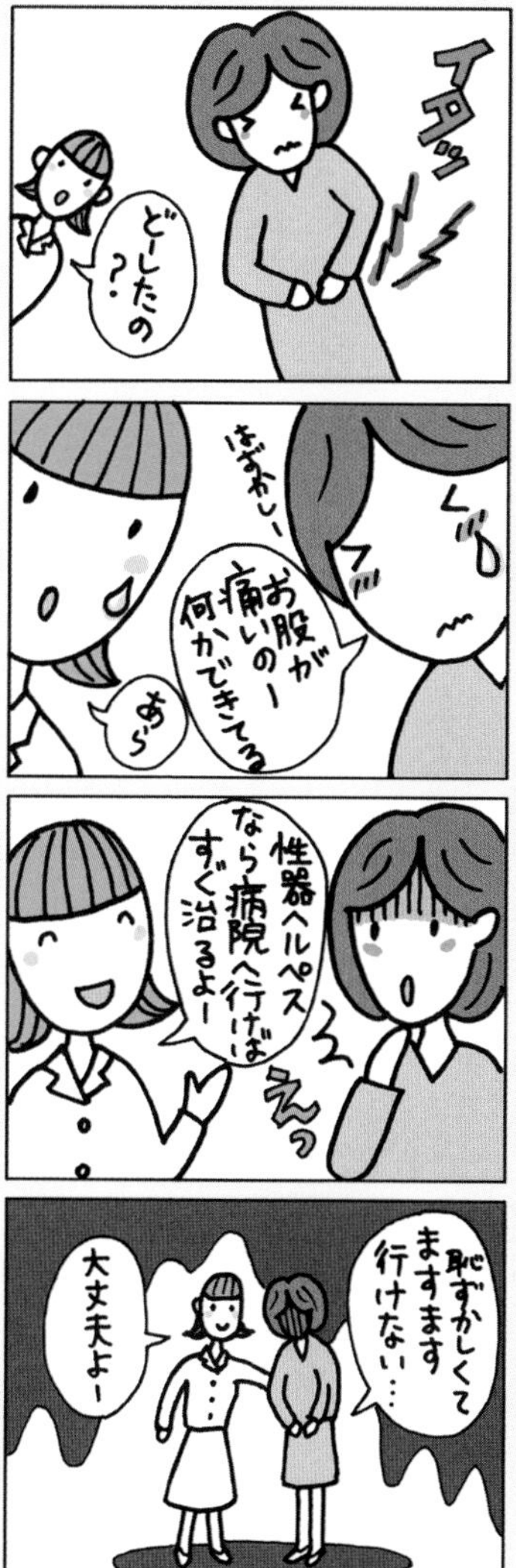
イタッ
どーしたの？
はずかしい
お股が痛いのー何かできてる
あら
性器ヘルペスなら病院へ行けばすぐ治るよー
えっ
恥ずかしくてますます行けない…
大丈夫よー

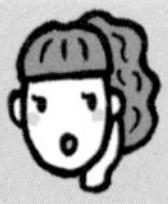

性器ヘルペスに感染したら、すぐにわかりますか？

新しい彼氏と初めてセックスしてから1週間後くらいに、外陰部に水ぶくれがたくさんできて痛かった。これってヘルペスなの？

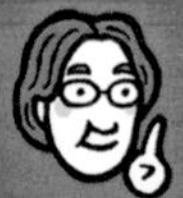

初感染では激しい症状が出ることもありますが、ほかの性感染症などの病気かもしれないので婦人科を受診しましょう。

性器ヘルペスは、単純ヘルペスウイルス２型が原因で起こり、セックスによって感染する性感染症（ＳＴＤ）のひとつです。20～30代の若い人に多いクラミジア感染症などに比

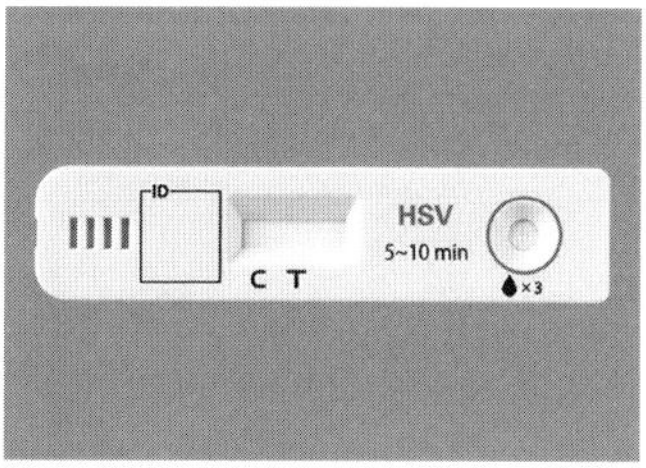

単純ヘルペスの検査キット
（提供：マルホ株式会社）

性器ヘルペスと間違えやすい病気

- 帯状疱疹
- 接触皮膚炎（かぶれ）
- 細菌性腟炎
- 尖圭コンジローマ
- 梅毒

べて、比較的年齢が高い層の人も多く感染することが特徴です。

性器ヘルペスの感染率は女性のほうが高く、男性の約2倍とも言われます。外陰部から肛門の粘膜に口内炎のような小水疱がたくさんできるため、排尿するたびにしみて、飛び上がるほど強い痛みをともないます。最初の症状が治まると、ウイルスは骨盤内の陰部神経節に潜り込んで、生涯そこに住み着きます。そして、疲れがたまったり、かぜをひいたりしたときなどに再発します。

一方で、自覚症状がなく、知らないうちに感染していたというケースもあり、その場合は再活性化したときに強い症状が出ます。

また、性器ヘルペスと間違えやすい病気もあるため、婦人科や泌尿器科で診察を受けてから治療を開始します。現在は簡便な検査キットもあり、迅速に診断できます。

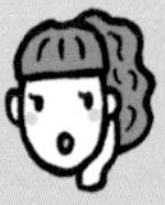

性器ヘルペスの再発では、女性と男性とで違いはありますか？

体調が悪くなると、陰部やお尻のあたりにヘルペスが出て憂うつになります。彼氏はたまに再発するけど、気にならないらしい。

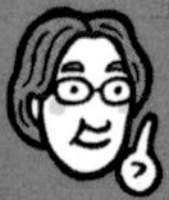

女性のほうが症状が重く、つらさを訴えます。女性ホルモンの分泌サイクルも再発に影響します。

性器ヘルペスの原因である単純ヘルペスウイルス2型に感染すると、50～80％の人が1年以内に再発します。

再発する頻度は人によって差が大きく、年に1回程度という人もいれば、月に数回は再発してしまう、という人もいるのです。

再発時は、初感染のときのような激しい症状は出ないものの、何度も繰り返すのは憂うつなものです。特に、女性の場合、性器ヘルペスの再発と女性ホルモンの分泌サイクルとが関連しており、生理が始まる前のＰＭＳの期間に症状が出ることも多く、患者さんはつらさが増すと訴えます。

一方、男性の場合は一般的に女性よりも症状が軽いことが多いため、再発しても気づかないこともあります。

ところが、米国などでは男性の性器ヘルペスは、ＨＩＶ感染のリスクファクターとして恐れられ、政府が性器ヘルペスの撲滅を唱えているほどです。

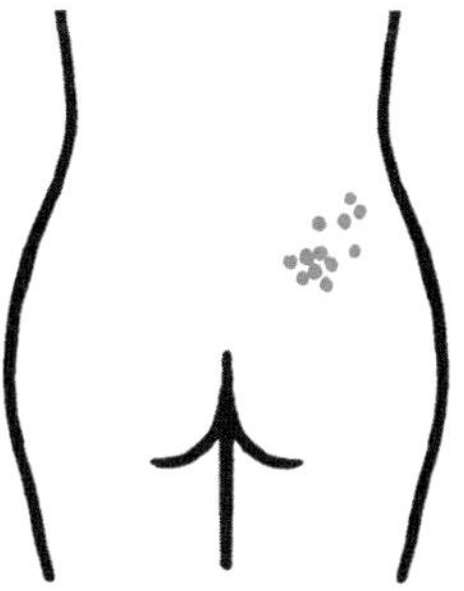

なお、再発の場合、男女ともに性器の周辺だけでなく、図のように腰周りやお尻、太ももなどにヘルペスの症状が出ることも少なくありません。この場合は、帯状疱疹と鑑別することが必要になります。

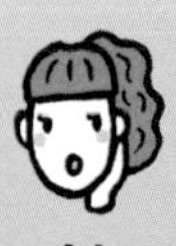

性器ヘルペスが何度も再発します。妊娠・出産はできますか？

そろそろ子どもが欲しいのですが、性器ヘルペスの治療中なので心配です。薬の影響は大丈夫ですか。

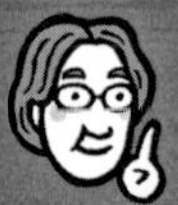

妊娠初期に抗ウイルス薬を使用した場合も、安全であることが報告されています。

性器ヘルペスの再発に悩む女性が、いちばん困ることは、妊娠と出産の安全でしょう。しかし、抗ウイルス薬によって症状をコントロールしながら、無事に妊娠～出産に至ったケースはたくさんあります。

以前は、妊娠中に帯状疱疹や単純ヘルペスを発症しても、胎児への影響を考慮して、抗ウイルス薬の使用を控えていました。

しかし、デンマークの血清研究所が２０１０年に発表した論文で、妊娠初期に抗ウイルス薬を服用しても安全であることが報告されたのです。

この大規模な調査研究によれば、薬剤の影響が最も心配される14週までの、妊娠初期の妊婦さんに抗ウイルス薬を投与した場合でも、生まれた赤ちゃんには染色体異常や遺伝性の病気、先天性のウイルス感染症などのリスクはいっさい上昇していなかったことが明らかにされました。

むしろ、妊娠末期の妊婦さんに性器ヘルペスが再発した場合、自然分娩で出産すると、産道を通った際に赤ちゃんに感染させてしまい、重い症状が出る危険性が高くなります。この場合は、感染を予防するために帝王切開の処置がとられます。

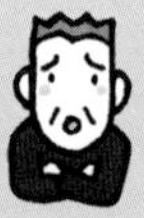

単純ヘルペスはどのように治療するのですか？

単純ヘルペスの治療は、飲み薬ですか？

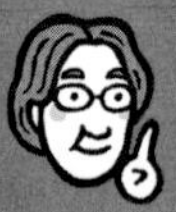

帯状疱疹と同様に抗ウイルス薬を用いますが、抗生剤が併用されることもあります。

単純ヘルペスの場合も、抗ウイルス薬による治療が基本です。帯状疱疹の治療に用いられたものと同じ内服薬が使われますが、用法・用量が異なるので注意してください。
また、単純ヘルペスの場合、感染を防ぐために抗生剤も併用されることがあります。

単純ヘルペスの治療に使われるおもな抗ウイルス薬

形状	代表的な薬の名前	薬剤一般名	作用／飲む量と回数	おもな副作用
飲み薬（顆粒・錠剤）	バルトレックス（500mg錠）	バラシクロビル塩酸塩	ヘルペスウイルスの増殖を抑える。1錠（包）×1日2回、5日間服用する	比較的副作用は少ないが、吐き気や胃痛などの症状が出る場合がある。腎機能が低下している人は、腎障害が起きることがあるので注意が必要
	ファムビル（250mg錠）	ファムシクロビル	1錠×1日3回、5日間服用する	
点滴	ゾビラックス	アシクロビル	おもに総合病院で行う	
	アラセナ-A	ビダラビン		
眼軟膏	ゾビラックス	アシクロビル	角膜ヘルペスに用いる。単純ヘルペスウイルスを死滅させる効果がある	使用量と使用法を守らないと、角膜に炎症が起きることがある

単純ヘルペスの外用薬（ぬり薬）

国内でも、抗ウイルス薬の外用薬は医師が処方するほか、薬剤師のいるドラッグストアなどで購入することができる。しかし、FDA（米国食品医薬品局）では、これらの薬剤について、耐性ウイルスの出現を増加させる恐れがあると警告しており、米国の医師は処方していない。これに基づき、筆者もこれらの市販薬の使用は推奨しない。

抗ウイルス薬以外の薬（必要に応じて）

形状	薬の種類	代表的な薬品名	薬剤一般名
飲み薬	消炎鎮痛薬	ロキソニン、カロナールなど	ロキソプロフェンナトリウム水和物、アセトアミノフェンなど
	抗生剤	いろいろな種類が使われる	
外用薬	抗生剤	眼軟膏を含め、いろいろな種類が使われる	

◎ジェネリック医薬品が使われることもあるので、必ずしもここにあげた薬が処方されるとは限らない

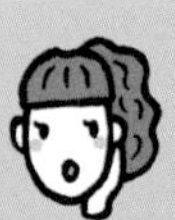

単純ヘルペスの再発を薬で予防することはできますか？

ヘルペスが再発しないようにする方法はあると聞いたのですが、どのようなものですか。

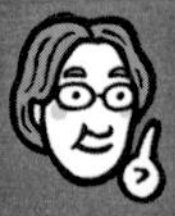

単純ヘルペスのうち、性器ヘルペスについては、抗ウイルス薬を予防的に服用する再発抑制療法があります。

現在、帯状疱疹や単純ヘルペスの治療に用いられている抗ウイルス薬には、ウイルスの増殖を抑える効果はありますが、神経の中に入り込んで潜伏しているウイルスを排除する力はありません。

そこで、1年間に6回以上の再発を繰り返す患者さんは、「再発抑制療法」といって一

PIT （下記に当てはまる場合は保険適応となる）	性器ヘルペスの再発抑制療法 （下記に当てはまる場合は保険適応となる）
● 性器ヘルペスの再発 ● 同じ症状で 1年に3回以上再発する	● 性器ヘルペスの再発 ● 同じ症状で 1年に6回以上再発する

定量の抗ウイルス薬を毎日飲み続ける治療が承認され、保険適応になりました。

具体的には、抗ウイルス薬（バラシクロビル、P137参照）500mgを1日1回、毎日服用します。1年間継続し、中断して2回以上再発した場合はさらに継続を検討します。長期的に続けることで、中止後の再発頻度が低下するとともに、パートナーへの感染リスクも低下させます。

1年に3回以上再発する患者さんには、「PIT（Patient Initiated Therapy）」という方法があります。これは、あらかじめ処方された薬剤（ファムシクロビル）を携帯しておき、患者さんが初期症状を自覚したときに自分の判断で、1回4錠を1日2回飲む方法です。また、2023年現在、アメナメビルのPITも認可されています。

帯状疱疹&単純ヘルペス
ひと口メモ

単純ヘルペスには、
予防ワクチンはありません！

口唇ヘルペスや性器ヘルペスを繰り返す人にとって、再発は「またか……」とうんざりすることだと思います。さて、次の第６章では、待望の帯状疱疹ワクチンについてお話しします。ただし、章タイトルを見て、くれぐれも早とちりしないでください。

「2024年1月現在、単純ヘルペスについては、予防ワクチンはありません！」

帯状疱疹と単純ヘルペスは、共通点もありますが別の病気であり、原因となるウイルスの種類も異なります。患者さんも、誤解しやすいところです。

さらに研究が進み、単純ヘルペスもワクチンで予防できる日が来ることを望みます。

第6章

ふせぐ

帯状疱疹はワクチンで予防することができます

実際に
かかった人の
ホンネの話
症例10

50歳になったので、帯状疱疹ワクチンを打ちたい

Jさん（50歳）パート

皮膚科クリニック　受診のきっかけ➡予防ワクチン接種希望

医師　お待たせしました。今日は帯状疱疹のワクチンをご希望ですか？

Jさん　はい、やっと50歳の誕生日を迎えたものですから。50歳以上の人は、予防接種ができるんですよね？

医師　そうです。統計的にも、50歳以上の方は免疫が下がってきて帯状疱疹を発症する率が高くなりますから、早めにワクチンを打っておくことをおすすめします。

Jさん　去年ね、うちの夫がかかったとき、先生にお世話になりましたけど、そりゃもう痛い、痛いって大騒ぎしていたのを見てましたからね。あんなにつらそうな病気には、絶対にかかりたくないって思ってたんですよ。

医師　若くて健康な方であれば、帯状疱疹にかかっても比較的軽い症状だけですむことも

ありますし、後遺症の痛みが残ることも少ないと思います。でも、ご高齢になるとそうはいきませんし、長生きできる時代ですから2回以上、帯状疱疹にかかった方もいます。

Jさん　近所の知り合いは、1回だけのワクチンを打ったって言ってました。2回打つワクチンもあるんですよね？　どちらがいいでしょうか。

医師　生ワクチンと不活化ワクチンとがあるんです。自費での接種になりますが、自治体からの助成のことや、副反応についてもひととおり説明しましょう。

Jさん　はい、ぜひお願いします。

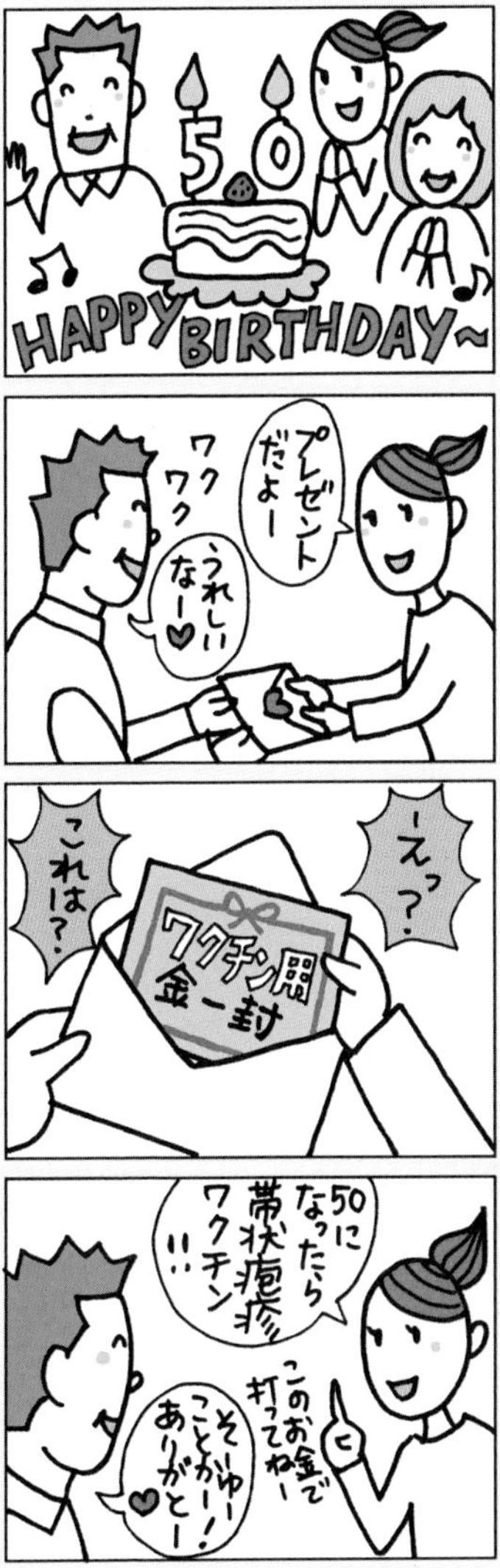
50
HAPPY BIRTHDAY〜
プレゼントだよー
ワクワク
うれしいなー♥
えっ？
これは？
ワクチン用 金一封
50になったら帯状疱疹ワクチン!!
このお金で打ってねー
そーゆーことかー！ありがとー♥

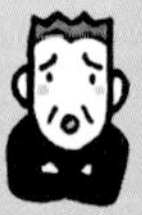

帯状疱疹にかかる人、最近増えていませんか？

このところ、周りでやたらと「帯状疱疹にかかった」という話を聞きます。
帯状疱疹って、人からうつる病気でしたっけ？

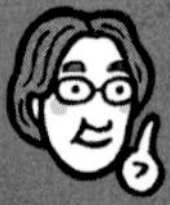

患者さんの数も、帯状疱疹にかかる人の割合も確実に多くなっています。

「10～20％の人が、生涯に一度は帯状疱疹にかかる」
「1年間の発病率は、10万人のうち600～700人」
「高齢になるほど患者さんが増える」

帯状疱疹の発症者数と平均発症率の推移（宮崎スタディ）

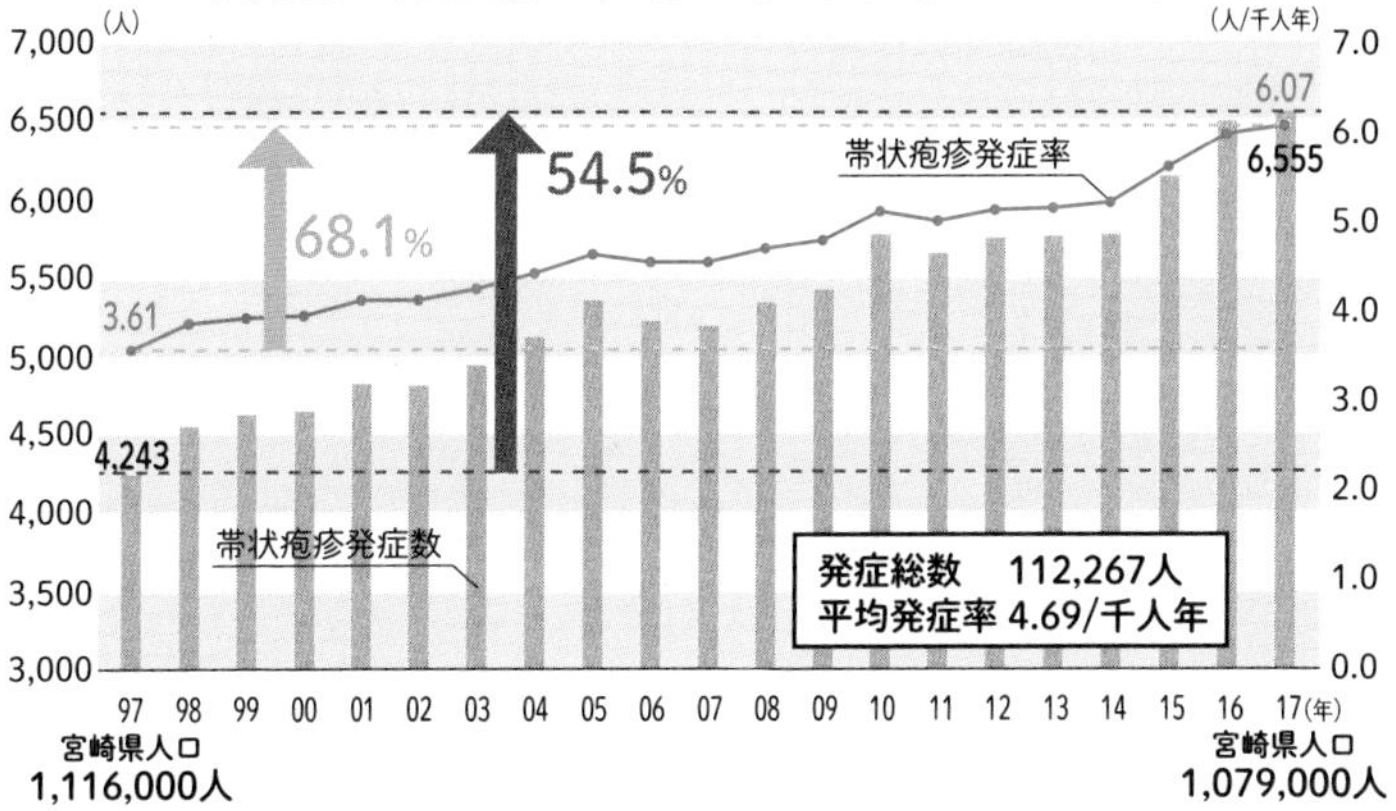

出典：国立感染症研究所IASR 2018年8月号より引用、改変

「患者さんが多いのは夏」

「1回帯状疱疹にかかったら、2回以上かかることはない」

2010年頃まで、帯状疱疹という病気は右のように言われてきました。その後、帯状疱疹を取り巻く環境は大きく変わり、これらの常識が通用しなくなりました。

1997年に開始され、長期的に実施されている宮崎県の有名な疫学調査「宮崎スタディ」でも、人口が減っているにもかかわらず、2017年までの21年間で年間患者総数は54・5％増加し、平均発症率も68・1％上昇しています。

この本の前半で説明した通り、帯状疱疹は人からうつることで発症する病気ではありません。増えている理由は別にあるのです。

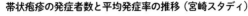

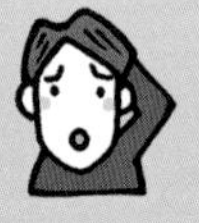

増加の原因は、高齢化が進んだことですか？

帯状疱疹は高齢の人がかかりやすい病気ですよね。日本が超高齢社会になったことによって、帯状疱疹が増えたのでしょうか？

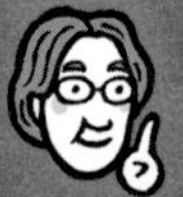

乳幼児の水痘ワクチン定期接種化が最大の原因です。

昔の暮らしでは、水ぼうそうにかかった子どもが身近にいて、少量のウイルスをもらって免疫が追加される機会（ブースター効果）がありましたが、少子化と水痘ワクチンの定期接種化（P148）によってそれが激減しているのです。

さらに、健康な人でも50歳を過ぎる頃から徐々に免疫力が低下してきて、感染症やがん

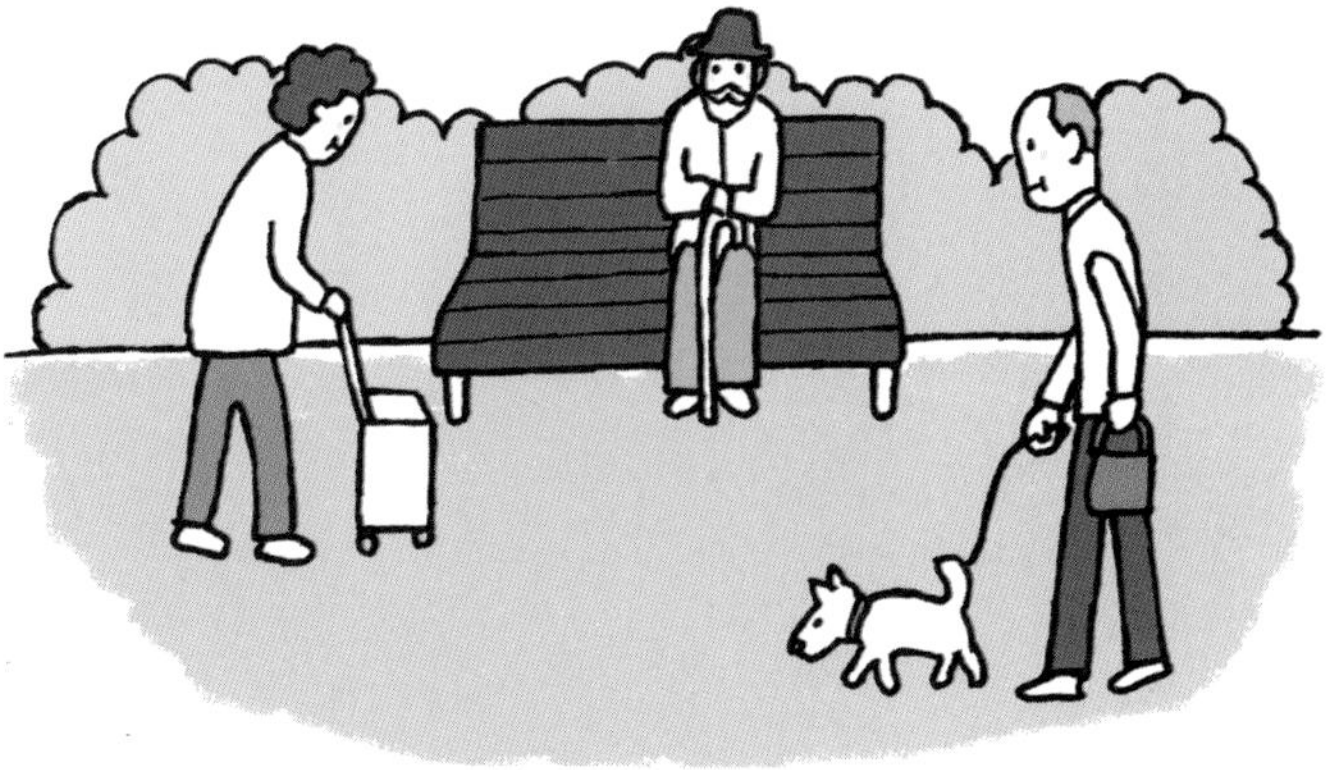

などの病気にかかりやすくなります。そのため、帯状疱疹は高齢者に多く発症するのです。予防対策をしなければ、80歳までに約3人にひとりがかかるというデータもあります。

しかも、病気によって傷ついた細胞の修復力も加齢とともに落ちていくため、高齢になるほど帯状疱疹後神経痛（ＰＨＮ）が残りやすくなるのです。

そして、帯状疱疹は生涯に一度しかかからないという常識も通用しなくなり、今日では高齢者だけでなく、若い人でも再び免疫が下がって、何度も帯状疱疹にかかる例がめずらしくなくなりました。

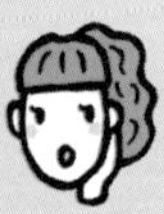

若い人にも帯状疱疹が増えているの？

高齢の人だけでなく、若い年代の患者さんも多いような印象を受けるのですが。

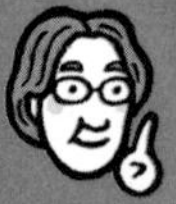

水痘ワクチン定期接種化の影響で、若年層の発症率が急上昇しています。

２０１０年頃までの調査では、帯状疱疹を発症しやすいのは、免疫が低下した60歳以上と、乳幼児期に水ぼうそうにかかって獲得した免疫が下がる10代の若者でした。

ところが、２０１４年10月から０～３歳児の水痘ワクチンの定期接種（任意ではなく、すべての子どもが接種する）が開始されたために、水ぼうそうの流行はなくなりました。

それによって、帯状疱疹は水ぼうそうが減る夏に多く、冬に少ない、という季節性もみられなくなり、年間を通して発症するようになりました。

また、発症率を年代別に見たグラフでは、定期接種開始後に20～40代の若年層の発症率が急激に高くなっていることがわかります。従来は、水ぼうそうのウイルスのブースター効果によって、発症を免れていた子育て世代の人たちが、定期接種の影響を受けていることがはっきりわかります。

水痘ワクチン定期接種化の影響（宮崎スタディ）

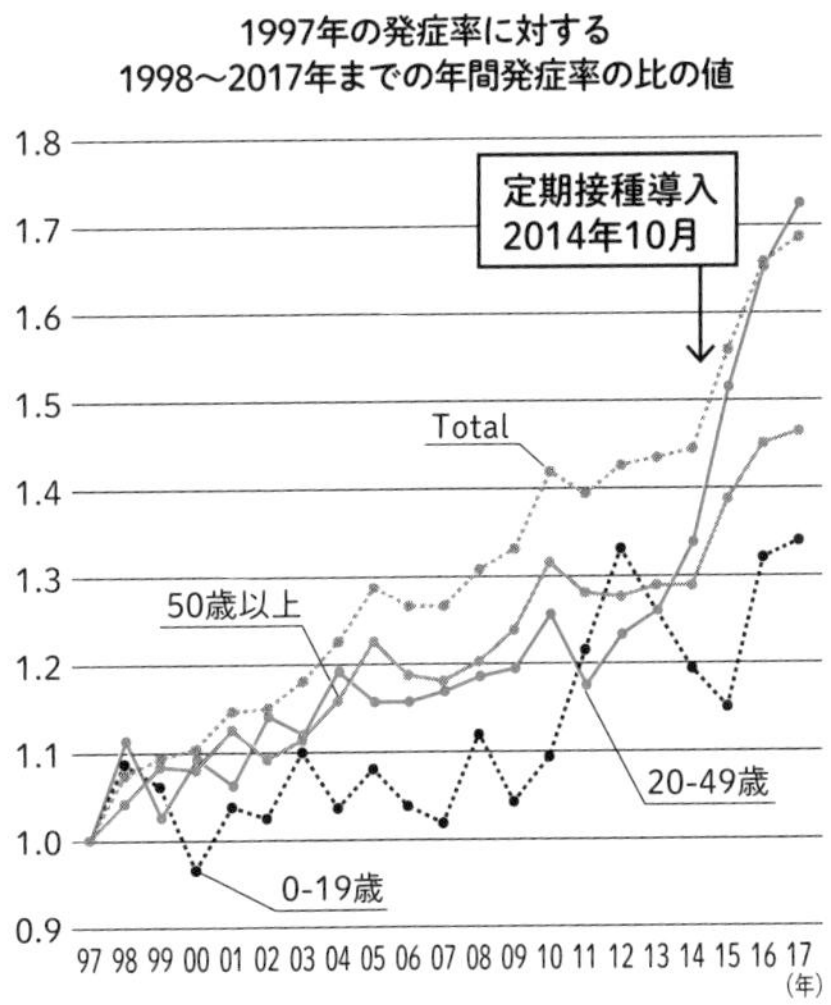

出典：国立感染症研究所IASR 2018年8月号より引用、改変

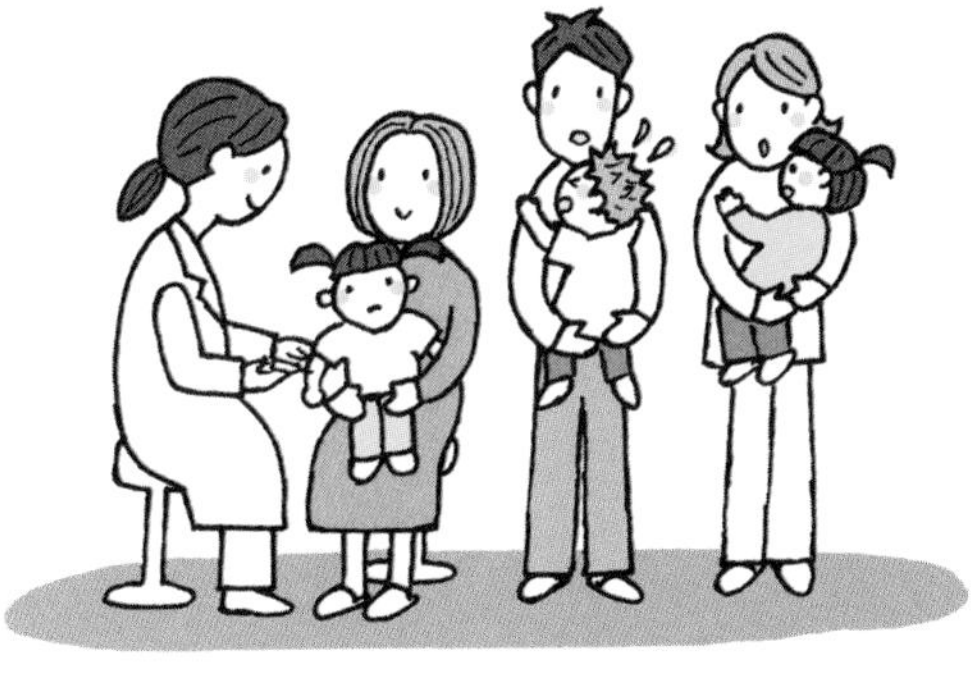

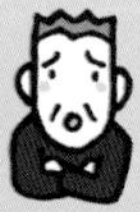

帯状疱疹を確実に予防する方法を教えてください。

身内がかかって、えらい目にあったのを見て、かかりたくないんです。発症を防ぐ手段はありますか？

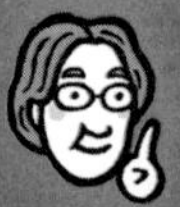

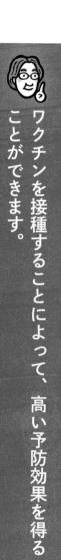

ワクチンを接種することによって、高い予防効果を得ることができます。

帯状疱疹は加齢だけでなく、過労やストレスなどによって免疫が下がったときに発症します。過労を避け、質の良い睡眠をとり、ストレスを溜めない工夫をするなど、免疫力を落とさない生活を心がけることは重要ですが、ブースター効果（P146）で免疫が追加される機会がなくなった今、生活改善だけで発症を完全に予防することはできません。
最も確実な予防効果が得られるのは、帯状疱疹ワクチンです。接種によって自分自身の免疫を強化し、体内に潜むウイルスが再び暴れ出さないようにブロックするのです。

米国での大規模な治験では、ワクチンによって帯状疱疹の発症率が51・3％減少し、PHNの発生率は66・5％減少、重症度も61・1％低下したと報告され、EU（欧州連合）と米国では、2006年から帯状疱疹ワクチンが認可されました。その後、30か国以上の国で、日本の研究者が開発した水痘ワクチンをもとに製造された生ワクチンが接種されています。

日本でも2016年から、水痘ワクチンを高齢者の帯状疱疹予防の目的で使用することが承認されました。2023年からは、さらに効果の高い不活化ワクチン（P152参照）も承認され、50歳以上の人に加えて、免疫低下により帯状疱疹にかかるリスクが高いと考えられる18歳以上の人が接種の対象になっています（2023年12月現在）。

なお、若い頃に帯状疱疹にかかったことのある人でも、年数が経過していて再発が不安な場合はワクチンを打つことが可能です。専門医に相談してください。

2種類の予防ワクチン、どう違うの？

帯状疱疹のワクチンには2種類あると聞きました。私はどちらを選んだらいいでしょうか。

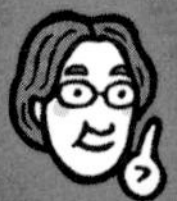

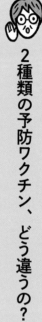

「生ワクチン」と「不活化ワクチン」とがあり、接種回数や予防効果の持続年数が異なります。

これまで、帯状疱疹には、水ぼうそうを予防する「乾燥弱毒生水痘ワクチン」（生ワクチン。製剤名はビケン）を接種するしかありませんでしたが、２０２３年から予防効果が非常に高い「乾燥組換え帯状疱疹ワクチン」（不活化ワクチン。製剤名はシングリックス）

ワクチンの種類	① 生ワクチン	② 不活化ワクチン
定期接種/任意	成人は任意接種	任意接種
接種回数/種類	1回/皮下注射	2回/筋肉注射
接種間隔		2か月空ける（～6か月以内に）
予防効果 メリットと デメリット	●予防効果は中程度 ●長期予防効果が低い （接種後約5年） ●副反応がほとんどない ●接種料が安価で1回接種のみ	●予防効果が非常に高い ●長期予防効果が高い （接種後約10年） ●副反応の発現率が高い ●接種料が高価で2回接種が必要
費用	6,000 ～ 8,000円×1回 ★自治体による 公費助成がある場合も	18,000 ～ 25,000円×2回 ★自治体による 公費助成がある場合も ＊

＊　2023年6月に適応が拡大になり、がんなどの病気によって免疫不全あるいは免疫低下の状態であり、帯状疱疹に罹患するリスクが高いと考えられる18歳以上の人も接種対象となった。

が新たに認可され、選択肢が増えました。

2種類の帯状疱疹ワクチンのメリット、デメリットを比較してみました。生ワクチンは1回の接種で5年間、50％の予防効果であるのに対して、不活化ワクチンでは9年以上、90％以上の予防効果が認められます。

たとえば、50代で健康な人であれば、まず①生ワクチンを接種し、60代になったら自治体の助成を利用して②不活化ワクチンを接種する、といったチョイスが可能です。

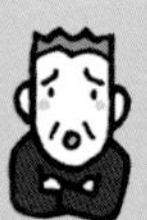

帯状疱疹のワクチンにも、発熱などの副反応はありますか?

新型コロナウイルスのワクチンみたいに、発熱したり、接種した腕が腫れたりすることがありますか?

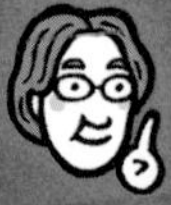

不活化ワクチンは、長期予防効果がありますが、発熱などの副反応が出る人が多いと報告されています。

「副反応」は、比較的新しい医療用語ですが、2020年以降、新型コロナワクチンの接種によって、すっかりおなじみになりました。

薬剤によって起こる有害事象を指す「副作用」とは区別して用いられる言葉です。

帯状疱疹のワクチンの場合、生ワクチンでは副反応はほとんど報告されていませんが、免疫が低下している人や免疫抑制剤を服用している人は、こちらを接種することができません。このような人は、不活化ワクチンを選びます。

一方、不活化ワクチンのほうは、高い確率で副反応が現れるので注意しましょう。約80％の人に見られるのが、接種した場所（腕）の痛みや腫れです。このほか、全身の副反応として20〜30％の人に筋肉痛や疲労感、頭痛、悪寒、発熱が見られます。

比較的、高い熱が出る人も多いので、あらかじめ解熱鎮痛薬を用意しておくと安心です（接種時に処方されることもあります）。不活化ワクチンをチョイスした場合、翌日には出張や運動などの予定を入れないようにするといいでしょう。

このほか、吐き気や嘔吐、腹痛、下痢などの胃腸症状も報告されています。ごくまれに、ショックやアナフィラキシーなどの重大な副反応が発生することもあります。

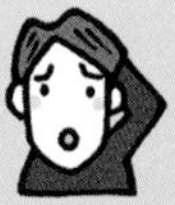

帯状疱疹と新型コロナウイルス感染症は関係ありますか？

新型コロナウイルス感染症が蔓延し始めてから、帯状疱疹になる人が増えたような気がしますが、気のせいでしょうか？

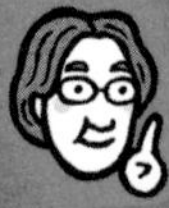

50歳以上の人が新型コロナウイルスに感染した場合、帯状疱疹にかかるリスクを高める可能性があるという調査報告があります。

米国では、２０２０年に帯状疱疹の発症に関する新たな大規模観察研究が実施されました。その報告によれば、新型コロナウイルス感染症は、50歳以上の人の帯状疱疹の発症リスクを高める可能性があるというのです。

帯状疱疹の発症には、免疫機能の低下による「水痘－帯状疱疹ウイルス」の再活性化が関与しています。新型コロナウイルスに感染したことによって免疫力が低下し、眠っていた帯状疱疹のウイルスを起こしてしまうのではないかという仮説もあります。

新型コロナワクチン接種と帯状疱疹との関係を指摘する研究者もいます。

いずれにしても、新型コロナウイルス感染症に関しては、まだまだ解明されていないことが多いのが実情です。

「新型コロナワクチン」「インフルエンザワクチン」に加え、高齢者には「肺炎球菌ワクチン」の接種も認可されています。

もちろん、ワクチンの接種は自分の判断で決めることですが、「帯状疱疹ワクチン」もご自身のワクチン接種計画に組み込み、つらい痛みや後遺症をともなう帯状疱疹を遠ざけて、元気なシニアライフを歩み始めたいものです。

おわりに

私は、これまでに約3万人の帯状疱疹の患者さんの診療に携わってきましたが、本文でも書いたように、2014年以降、この病気を取り巻く状況は大きく変化しています。

乳幼児の水痘ワクチンが定期接種化されたことによって、帯状疱疹にかかる人が増え、高齢者だけでなく30〜40代の若い層の発症率も上昇しているのです。

しかし、同時にヘルペスウイルス感染症治療の研究も進み、高齢者でも副作用を心配せずに服用できる、新しい抗ウイルス薬が登場しました。

帯状疱疹は、早期に見つけて適切に治療をすれば、後遺症である帯状疱疹後神経痛（PHN）を避けることができます。

さらに、帯状疱疹の発症を予防する2種類のワクチンが承認され、接種費用を助成する自治体の数も増えています。

ところが、そのような状況にもかかわらず、ＰＨＮのつらい痛みに苦しむ患者さんが連日、私のクリニックにやってきます。

医療が細かく専門化された弊害もあり、医師であってもこの病気の治療の最新の知識がないために、診断の遅れや、十分な量の薬が処方されていなかった症例が少なくないのが実状です。

この本の内容を参考にしていただき、ひとりでも多くの人が帯状疱疹という病気を正しく理解して、つらい痛みに悩まされず、治療をあきらめることなく、豊かな人生を送れることを願っています。

最後に、いつも私に学びの機会をくださるすべての患者さんたち、診療を支えてくれるクリニックのスタッフと家族に、この場を借りて感謝の気持ちを伝えたいと思います。

漆畑　修

漆畑 修（うるしばた・おさむ）

医療法人社団アルテミデ理事長、宇野皮膚科医院院長。

1977年、東邦大学医学部大学院修了。医学博士。同大学大橋病院院長補佐、美容医学センター長、栄養部長、皮膚科部長を経て、2007年に宇野皮膚科医院院長。2007〜2020年東邦大学客員教授。皮膚科専門医、温泉療法医、サプリメントアドバイザー。著書に『痛みを残さない帯状疱疹　再発させない単純ヘルペス』『美しくなる入浴術』（以上、メディカルトリビューン）、『敏感肌の診療』（メディカルレビュー社）他。

https://artemide-uno.jp/

〈参考サイト〉
帯状疱疹　https://www.maruho.co.jp/kanja/taijouhoushin/index.html
帯状疱疹予防.jp　https://taijouhoushin-yobou.jp/
日本皮膚科学会ホームページ　一般向け皮膚科 Q&A　https://www.dermatol.or.jp/qa/qa5/index.html

編集協力　吉本直子（ヨシモト新企画）
本文デザイン　水橋真奈美（ヒロ工房）
カバー・本文イラスト　柳原昌子
カバーデザイン　萩原 睦（志岐デザイン事務所）
校正協力　ぷれす

しっかりわかる帯状疱疹
最適な治療と痛み対策

著　者　漆畑 修
発行者　池田士文
印刷所　萩原印刷株式会社
製本所　萩原印刷株式会社
発行所　株式会社池田書店
〒162-0851
東京都新宿区弁天町43番地
電話03-3267-6821（代）
FAX03-3235-6672

落丁・乱丁はお取り替えいたします。

ISBN 978-4-262-12408-7

[本書内容に関するお問い合わせ]
書名、該当ページを明記の上、郵送、FAX、または当社ホームページお問い合わせフォームからお送りください。なお回答にはお時間がかかる場合がございます。電話によるお問い合わせはお受けしておりません。また本書内容以外のご質問などにもお答えできませんので、あらかじめご了承ください。本書のご感想についても、当社HPフォームよりお寄せください。
[お問い合わせ・ご感想フォーム]
当社ホームページから
https://www.ikedashoten.co.jp/

24006504